Opération Précoce

dans l'Appendicite

MONTPELLIER
G. Firmin, Montane et Sicardi

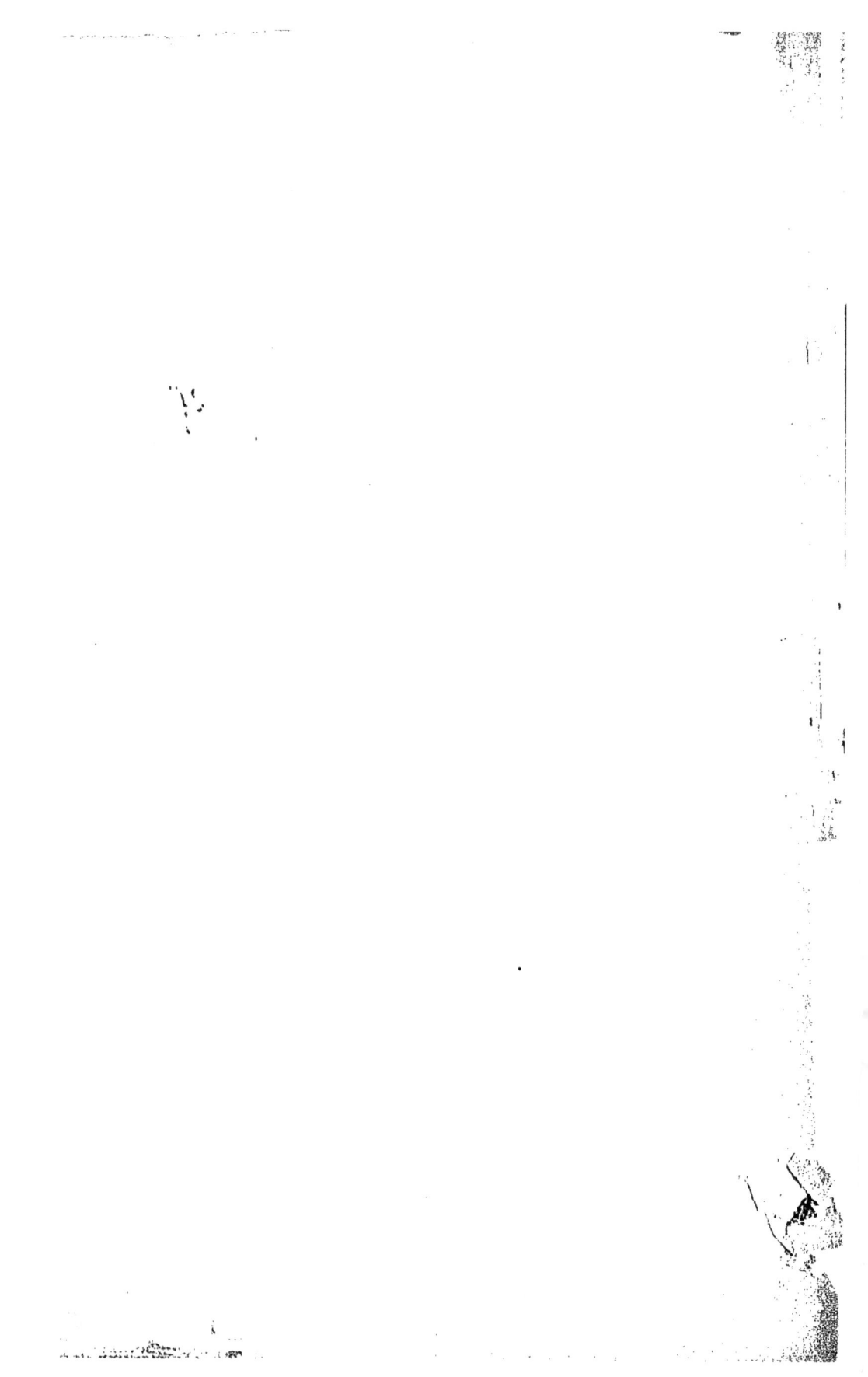

OPÉRATION PRÉCOCE
DANS L'APPENDICITE

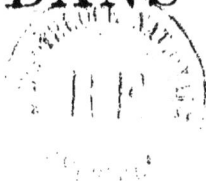

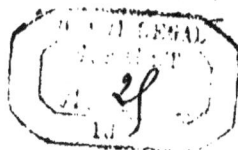

PAR

Mlle Debora IDELSOHN

DOCTEUR EN MÉDECINE

MONTPELLIER
IMPRIMERIE G. FIRMIN, MONTANE ET SICARDI
Rue Ferdinand-Fabre et Quai du Verdanson

1908

PERSONNEL DE LA FACULTÉ

MM. MAIRET (✳) . . . . Doyen

SARDA . . . . Assesseur

Professeurs

Clinique médicale . . . . MM.	GRASSET (✳)
Clinique chirurgicale	TEDENAT (✳).
Thérapeutique et matière médicale. . . .	HAMELIN (✳)
Clinique médicale	CARRIEU.
Clinique des maladies mentales et nerv.	MAIRET (✳).
Physique médicale	IMBERT.
Botanique et hist. nat. méd.	GRANEL.
Clinique chirurgicale	FORGUE (✳).
Clinique ophtalmologique	TRUC (✳).
Chimie médicale	VILLE.
Physiologie	HEDON.
Histologie	VIALLETON.
Pathologie interne	DUCAMP.
Anatomie	GILIS.
Opérations et appareils	ESTOR.
Microbiologie	RODET.
Médecine légale et toxicologie	SARDA.
Clinique des maladies des enfants . . .	BAUMEL.
Anatomie pathologique	BOSC.
Hygiène	BERTIN-SANS (H.)
Pathologie et thérapeutique générales . .	RAUZIER.
Clinique obstétricale	VALLOIS.

Professeurs adjoints : M. DE ROUVILLE, PUECH

Doyen honoraire : M. VIALLETON

Professeurs honoraires : MM. E. BERTIN-SANS (✳), GRYNFELTT

M. H. GOT, *Secrétaire honoraire*

Chargés de Cours complémentaires

Clinique ann. des mal. syphil. et cutanées MM.	VEDEL, agrégé.
Clinique annexe des mal. des vieillards. .	VIRES, agrégé.
Pathologie externe	LAPEYRE, agr. lib.
Clinique gynécologique	DE ROUVILLE, prof. adj.
Accouchements	PUECH, Prof. adj.
Clinique des maladies des voies urinaires	JEANBRAU, agr.
Clinique d'oto-rhino-laryngologie	MOURET, agr. libre.

Agrégés en exercice

MM. GALAVIELLE	MM. SOUBEIRAN	MM. LEENHARDT
VIRES	GUERIN	GAUSSEL
VEDEL	GAGNIERE	RICHE
JEANBRAU	GRYNFELTT Ed.	CABANNES
POUJOL	LAGRIFFOUL.	DERRIEN

M. IZARD, *secrétaire.*

Examinateurs de la Thèse

MM. FORGUE (✳), *président.*	MM. SOUBEIRAN, *agrégé.*
CARRIEU, *professeur.*	GAUSSEL, *agrégé.*

A LA MÉMOIRE DE MON PÈRE

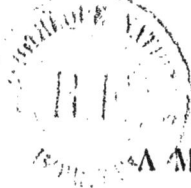

A MA CHÈRE MÈRE

Amour et reconnaissance,

A MA GRAND'MÈRE BIEN AIMÉE

A MON FRÈRE AINÉ JOSEPH

DOCTEUR ÈS-SCIENCES

A MES FRERES MARK ET SIMON

D. IDELSOHN

AVANT-PROPOS

Au moment de quitter cette chère Faculté de médecine de Montpellier, nous tenons à assurer de notre respectueuse gratitude tous les Maîtres qui, par leur bienveillance et leurs conseils incessants, nous ont facilité la tâche pour comprendre les nobles obligations qu'entraîne la profession médicale.

M. le professeur Forgue a bien voulu accepter la présidence de notre thèse, nous le prions d'agréer nos vifs remerciements pour le grand honneur qu'il nous fait. N'oublions pas que c'est dans son service que nous avons fait nos premiers pas de chirurgie. Ses conseils pratiques nous seront toujours précieux.

Nous avons à cœur d'exprimer tout particulièrement notre reconnaissance et nos respectueux remerciements à notre Maître, M. le professeur Carrieu, pour l'enseignement inaugural qu'il nous donna pendant notre scolarité, pour la bienveillance qu'il nous témoigna toujours. Nous garderons un excellent souvenir de ce Maître dont les leçons que nous avons suivies dès le début seront le guide le plus sûr dans l'exercice de notre profession. Nous le remercions vivement d'avoir bien voulu faire partie du jury de notre thèse.

Nous remercions aussi M. le Dr Massabuau, chef de clinique chirurgicale, qui nous a inspiré le sujet de cette thèse et dont les conseils nous ont facilité notre travail.

Nous adressons les mêmes remerciements à MM. les professeurs Soubeiran et Gaussel pour la sympathie qu'ils ont toujours témoignée à notre égard; nous garderons d'eux les meilleurs souvenirs.

M. le professeur Vialleton a droit à notre plus respectueuse reconnaissance pour la bienveillance affectueuse dont il nous a entourée.

A la Clinique de la Maternité nous avons suivi avec beaucoup de profit l'enseignement pratique de M. le professeur Vallois et de Mme le Dr Gaussel, ex-chef de clinique. C'est à eux que nous devons toutes les connaissances dans l'art de l'accouchement; tous nos remerciements.

Nous assurons de notre reconnaissance MM. les professeurs Mairet, Rauzier et Estor dont nous ne pourrons pas oublier les leçons éclairées au cours de nos stages hospitaliers.

·Nous garderons un fidèle souvenir du Dr Jacquemet et adressons à sa mémoire l'hommage de notre reconnaissance et de notre regret.

A M. le Dr Bousquet, chef de clinique médicale, qui bien des fois nous a donné des marques inoubliables de sympathie vont nos remerciements et notre affection. Son enseignement de la pédiàtrie nous sera toujours utile.

Que nos amies et amis qui ont partagé nos joies et nos peines, que tous ceux qui nous ont soutenue de leurs conseils et de leur affection trouvent ici, avec nos adieux, l'assurance de notre attachement.

Qu'il nous soit permis enfin d'exprimer le regret que nous éprouvons de quitter le cher pays de France et la reconnaissance profonde que nous lui gardons pour sa généreuse hospitalité.

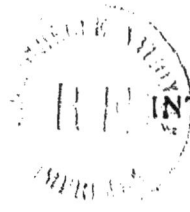

INTRODUCTION

Pendant nos années d'études une affection, par sa fréquence, la diversité de sa physionomie clinique, les discussions auxquelles donnaient lieu sa thérapeutique nous a frappée surtout : c'est l'appendicite. De tous les problèmes que soulève cette affection, si complexe dans son allure, celui qui a trait aux indications thérapeutiques de la crise aiguë, le plus controversé actuellement encore, nous a paru surtout passionnant, parce que le plus ardu.

Aussi nous a-t-il semblé intéressant de passer en revue dans ce modeste travail, pour éviter tout parti-pris, la plupart des travaux, français et étrangers, consacrés à cette question dans ces dernières années, que cela soit pour ou contre l'opération précoce.

OPÉRATION PRÉCOCE

DANS L'APPENDICITE

CHAPITRE PREMIER

DÉFINITION

On désigne sous le nom d'opération précoce ou Früh-operation des Allemands, l'intervention de l'appendicite aiguë entreprise dans les premières 36 heures ou, tout au plus, dans les deux premiers jours du début de la crise, alors que le péritoine a encore des chances d'être indemne et n'est que peu touché (Dieulafoy.)

La limite de l'intervention pour qu'elle s'appelle précoce varie suivant les auteurs. D'après Kroguis, de Helsingfors (Finlande) (1) la véritable « Frühopération » n'est que celle qui est faite dans les premières 36 heures, car, dit-il, après ce délai, le pronostic opératoire change brusquement et la mortalité, qui était de 20 0/0 dans les cas opérés dans les premières 36 heures, devient de 69 0/0 dans les 36 heures suivantes. D'après Riese, toutes les formes

---

(1) Kroguis (*Deutsche Zeitschrift für Chirurgie*, LXXVIII, 1905).

sont susceptibles de guérir à condition d'être opérées assez tôt : dans les 24 premières heures.

Il est une question de savoir quel est le moment précis du début de la maladie. Est-ce quand le malade a subi les premiers malaises qui précèdent la crise ou quand celle-ci se manifeste ?

Pour Kroguis, les premières douleurs abdominales plus ou moins vives avec leur symptômes caractéristiques peuvent être considérés comme le commencement de la crise.

Quoi qu'il en soit, définir et fixer le moment exact du début est une chose qui présente pas mal de difficultés et qui doit dépendre dans certains cas des appréciations subjectives.

Mais ce qu'on peut en déduire, c'est que l'idéal pour l'opération précoce serait de la faire le plus tôt possible : moins la maladie est avancée, plus on a de chances de succès, car on évitera alors : 1° de tomber sur un péritoine en évolution et 2° le risque de faire l'intermédiaire opération proposée par Sprengel qui donne des résultats désastreux.

Nous ne nous arrêtons pas sur la définition de l'intermédiaire opération pour ne pas sortir du cadre de notre modeste travail où nous nous sommes proposée de n'envisager que : les avantages, les inconvénients, la technique, les indications opératoires, les contre-indications et les résultats de l'opération précoce.

Pour mettre en évidence les avantages de la Frühopération, nous avons réuni dans différentes publications françaises et étrangères une série d'observations d'intervention précoce, indiquées par un tableau clinique spécial, et où la vérification anatomique des lésions (perforation précoce, gangrène) a justifié l'intervention.

CHAPITRE II

HISTORIQUÉ

L'opportunité de l'opération dans les premières heures qui suivent le début clinique de l'appendicite est à l'heure actuelle très discutée.

L'idée de l'opération précoce est venue de l'Amérique. Elle a trouvé beaucoup d'adeptes en Allemagne et en France, mais alors que les Américains restaient fidèles à leur première méthode, Français et Allemands ne tardèrent pas à se diviser en opportunistes et interventionnistes. Dans deux mémoires parus en 1886 et en 1888, Fitz, après avoir rayé définitivement du cadre pathologique la doctrine de la typhlite d'Albers de Bonn, celle de la pérityphlite et des phlegmons iliaques de Dance, Menière et Grisolle, établissait définitivement la doctrine de l'appendicite et concluait en faveur de l'intervention précoce et hâtive. Presque aussitôt Weir, Bull, Mac Burney, Sand à New-York ; Kein, Price, Morton à Philadelphie ; Trèves, West en Angleterre ; Kraft, Roux en Suisse ; Sonnenbourg en Allemagne confirmaient la doctrine de Fitz, et d'emblée l'appendicite passait dans le cadre de la chirurgie.

L'intervention précoce dans la crise appendiculaire a été donc préconisée avant même que l'appendicite fût connue en tant qu'entité pathologique.

Au XI° Congrès des chirurgiens allemands en 1890, Kummel conseillait déjà la résection du processus vermiforme, comme procédé de cure radicale de la forme foudroyante de la pérityphlite. Cette méthode lui avait du reste donné des résultats défavorables dans le seul cas où il avait eu à l'appliquer. Une laparotomie, pratiquée 6 heures après le début des accidents péritonéaux avait montré un appendice perforé, et le malade était mort de collapsus quelques heures seulement après l'intervention.. Mais les chirurgiens américains, une fois la doctrine de Fitz adoptée, ont démontré les premiers qu'on pouvait opérer assez tôt pour arrêter dès le début l'évolution de l'appendicite. Enhardis par l'innocuité des laparotomies, ces chirurgiens, à la suite de Weir, Bull Seen et d'autres encore adoptèrent d'emblée l'opération immédiate.

Dès que la maladie fut connue en Europe, cette même opération précoce a trouvé beaucoup de partisans. Dès 1892, Poncet et Jaboulay la conseillèrent comme excellente à tous les points de vue. Cependant un certain nombre d'échecs ne tardèrent pas à rendre les chirurgiens plus réservés. De 1892 à 1896, beaucoup d'opérateurs n'intervenaient qu'à main forcée. Pendant ce temps les chirurgiens américains ne se laissaient nullement impressionner par les idées de temporisation. De 1896 à 1898, revenant sur cette question, James Kennedy, Beck et Parker Syms montraient le danger de l'expectative, et établissaient la formule : « mieux vaut trop tôt que trop tard ». Le 10 mars 1896, M. Dieulafoy proclamait à la tribune de l'Académie la supériorité du traitement chirurgical ; puis, revenant sans cesse sur cette question, les années suivantes, dans ces leçons et dans diverses publications, il stigmatisait la temporisation, conseillait l'intervention immédiate, et se prononçait en disant qu' « on ne se repent jamais d'avoir opéré l'appendicite, on se repent souvent de ne pas avoir opéré ou d'avoir opéré trop tard ».

La grande autorité, la conviction de Dieulafoy gagnèrent la plupart des chirurgiens à la cause de l'intervention hâtive, sans que toutefois, même dans les milieux les plus radicaux, on opère systématiquement pendant les deux premiers jours.

En 1897, au Congrès de Moscou, Sonnenburg qui, dans la troisième édition de sa monographie, ne conseille l'opération précoce que dans les formes gangréneuses et perforantes de l'affection, démontrait définitivement la nécessité d'opérer après une première crise, sans attendre les crises suivantes, ainsi que le voulaient Kümmel et de nombreux chirurgiens.

Cependant, en France, on ne pratiquait que très peu l'opération systématique dans les deux premiers jours et Roux, au Congrès de Moscou de 1897, se montre très sceptique (à l'encontre des Américains) sur la possibilité d'intervenir assez tôt pour arrêter la marche des lésions.

Des discussions que soulève à cette époque (1899), tant à la Société de chirurgie qu'à l'Académie de médecine, le traitement de l'appendicite, se dégagent pourtant quelques opinions très favorables à l'intervention précoce. Ainsi, Dieulafoy, affirmant de nouveau la faillite du traitement médical, posait en principe comme délai d'opération, 24 heures pour les crises graves, 36 heures pour les crises bénignes ; Le Dentu proclame la nécessité de l'intervention dans les 24 heures, et Routier, Segond, Hartmann et Tuffier se rangent à son avis. A la Société de chirurgie, Poirier et avec lui la majorité des chirurgiens présents se déclarent nettement en faveur de l'intervention immédiate dans les appendicites aiguës sans tuméfaction localisée observées dès les premiers jours et sans péritonite.

Mais déjà, à ce moment, une réaction sérieuse se dessinait contre ce radicalisme croissant, réaction légitimée par les revers subis par l'intervention à outrance et la constatation qu'un très grand nombre d'appendicites, traitées médicalement, pouvaient guérir. Avec Brun, Jalaguier, Walter, Broca, Delbet, Schwartz, Régnier, et d'autres encore, la temporisation, dégagée du caractère outrancier qu'elle avait eu précédemment, se modifiait pour aboutir à l'opportunisme et à l'intervention raisonnée.

A partir de 1900, la question se précise. Les cas opérés sont devenus assez nombreux pour que la discussion sorte de domaine de la théorie pour aborder celui des faits et des statistiques. C'est en Allemagne (Réunion libre des chirurgiens de Berlin, Congrès de l'association allemande de chirurgie, 1901-1905) que les interventionnistes et les opportunistes se montrent plus absolus dans leurs opinions que partout ailleurs.

Les principaux partisans de l'intervention systématique dans les 48 heures du début sont : Rotter, Korte, Kümmel, Rehn, Karevsky, Riese et Payr.

Tel est à l'heure actuelle l'état de la question en Allemagne.

En France, l'opération précoce avant la fin du deuxième jour, bien qu'elle ait rencontré de nombreux partisans (Mignon, Quenu, Picqué, Broca) au cours des discussions qu'ont soulevées les indications de l'intervention dans l'appendicite à la Société de chirurgie en 1902-1903, n'est encore que rarement pratiquée.

Toutes les discussions, les nombreuses publications et les travaux de toutes sortes qui naquirent dans la suite,

s'ils n'ont pas mis d'accord définitif entre tous les chirurgiens, ont montré néanmoins le danger des formules de
traitement absolues et outrancières. Ils ont contribué largement à la connaissance plus précise des modalités anatomiques et cliniques de l'appendice, facilitant par lui-
même l'étude de son traitement logique et raisonné.

CHAPITRE III

ÉTUDE ANATOMO-PATHOLOGIQUE

Les lésions de l'appendicite aiguë peuvent être divisées en deux grandes catégories : cas légers, cas graves.

Les lésions que l'on rencontre dans l'appendicite aiguë varient suivant la forme de la maladie. Dans la variété la plus simple de l'appendicite catarrhale, les lésions sont celles de l'entérite catarrhale aiguë, où on voit même à l'œil nu soit la congestion de la muqueuse, des taches ecchymotiques, soit du gonflement des follicules clos, ce qu'on appelle psorentérie.

Au microscope, les lésions du premier stade sont : desquamation des cellules épithéliales, congestion capillaire et infiltration embryonnaire. En même temps, on observe de la tuméfaction des follicules clos et ensuite se forme une périfolliculite. Les vaisseaux sont augmentés de volume, les fentes lymphatiques sont dilatées et une lymphangite transpariétale, allant jusqu'au péritoine, se forme.

Dans les formes plus graves, il peut se former des abcès dans les parois de l'appendice. On y trouve alors des amas de leucocytes mortifiés (globules de pus) avec une abondante infiltration embryonnaire; c'est l'appendicite phlegmoneuse. Ces abcès peuvent siéger dans les follicules de la muqueuse, qui peuvent s'ulcérer. Il se forme alors ce qu'on appelle une appendicite folliculaire. En outre, dans les formes encore plus graves, les parois de l'appendice sont perforées de part en part. Il arrive que ces perforations sont si minimes qu'on a de la peine à les retrouver à l'autopsie.

Au microscope, on trouve des points de gangrène avec perte de substance. Il y existe le plus souvent une abondante infiltration au voisinage et des lésions variables de la muqueuse. L'ulcération n'est pas, bien entendu, forcément si petite; elle peut être plus large; la nécrose est parfois si étendue qu'elle peut envahir l'appendice dans sa presque totalité, ce qu'on voit surtout dans l'étranglement appendiculaire.

Enfin, il existe des appendicites qu'on appelle septiques d'emblée où on rencontre, outre les parties nécrosées de l'organe, des noyaux septiques à distance des lésions du voisinage et des lésions dans d'autres organes. C'est ici surtout qu'intervient la théorie du vase clos de Dieulafoy, qui veut que l'exaltation microbienne, considérablement accrue par suite de l'oblitération de la lumière de l'appendice, puisse faire propager l'infection non seulement aux organes voisins (péritoine), mais aussi aux viscères plus éloignés (foie, plèvre).

Ces différentes lésions macroscopiques et microscopiques, que nous ne faisons que rappeler et dont nous n'avons pas l'intention d'entreprendre la description détaillée, car leur étude est très complètement faite dans la plupart des ouvrages classiques, ne se suivent pas fatalement dans un ordre de gravité croissante; il n'est pas indispensable d'avoir eu plusieurs crises à répétition pour la production d'une perforation, par exemple. Il arrive souvent que des désordres extrêmement graves allant jusqu'à la gangrène même existent dès le début

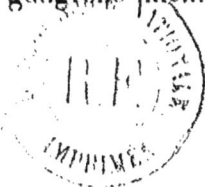

2

d'une première crise, ce qui nécessite évidemment une intervention immédiate.

En parcourant nos observations réunies, nous voyons qu'il ne faut pas attendre 24 ou 36 heures pour avoir une perforation en gangrène. Il y a des cas où ces lésions se forment beaucoup plus tôt (observation première, gangrène de la muqueuse à la troisième heure; observation II, perforation à la quatrième heure).

Il est intéressant à relever que le tableau clinique n'est pas forcément parallèle à la gravité de la lésion ; que dans les appendicites où la lésion constatée est simplement au stade hyperhémique, l'état général très grave indiquait une toxi-infection intense de l'organisme ; que dans d'autres cas enfin, la clinique n'avait rien d'alarmant, et pourtant l'intervention précoce a montré l'existence d'une perforation ou d'une gangrène.

La perforation de l'appendicite est un accident très fréquent. Les uns, avec Talamon, fixent sa fréquence à 20 0/0, les autres à 25 0/0. Mahar, dans sa thèse, sur 80 observations, a eu 18 accidents, ce qui ferait à peu près 22 0/0. Dans de nombreuses observations que nous avons analysées, nous en avons trouvé une grande quantité, et dans les 28 observations de Kroguis que nous avons citées, nous trouvons 11 perforations, ce qui fait à peu près 45 0/0. La perforation coïncide le plus souvent avec la gangrène, dont elle est l'aboutissant. Elle est 4 fois plus fréquente chez l'enfant et l'adolescent que chez l'adulte. Deaver trouve dans sa statistique 15 0/0 chez l'adulte et 80 0/0 chez l'enfant.

La fréquence des cas de gangrène paraît supérieure à la perforation. Dans la statistique de Kroguis, au contraire, on remarque que sur 28 cas, il note 11 perforations et 2 gangrènes seulement.

Dans la thèse de Mahar, nous trouvons 25 cas sur 80 observations (30 0/0). Dans les autres statistiques, le chiffre est à peu près le même. La nécrose de l'appendice est à peu près de moitié plus fréquente chez l'enfant que chez l'adulte. Deaver a trouvé 27 0/0 chez l'adulte et 75 0/0 chez l'enfant La gangrène peut être limitée à la muqueuse, mais souvent les trois tuniques sont prises, ce qui prédispose singulièrement à la perforation.

La gangrène de la muqueuse seule est très précoce et peut se rencontrer dès les premières heures (observation I). La gangrène des trois tuniques dans les 24 heures est très rare (observations VIII, VIII *bis*).

Les adhérences de l'appendice aux organes voisins sont exceptionnelles le premier jour, ce qui se comprend, étant donné que l'infection débute par la muqueuse, le péritoine n'ayant pas encore eu le temps de réagir. Si même il y a quelques adhérences, elles sont si minimes qu'on peut facilement libérer l'appendice et le réséquer.

De la 24ᵉ à la 36ᵉ heure, l'appendice est encore libre dans la moitié des cas ; les adhérences, si elles existent, sont encore faciles à rompre. Nous verrons plus loin l'avantage que cet état de choses donne dans la cure chirurgicale précoce de l'appendicite.

De la 36ᵉ à la 48ᵉ heure, l'appendice n'est plus libre que dans moins du tiers des cas, et les adhérences avec les organes voisins rendent la libération de l'appendice très difficile.

Même dans les opérations très précoces, on découvre des lésions réactionnelles du péritoine.

Cette réaction se traduit par une rougeur vive de la séreuse, de l'appendice des anses voisines et par un exsudat séreux ou séro-fibrineux localisé. Il est rare qu'on trouve du pus avant la 24ᵉ heure. Deaver (1) signale un cas de péritonite purulente généralisée à la 24ᵉ heure. C'est chez les enfants qu'on trouve ces cas de péritonite purulente généralisée précoce, mais ce sont là quand même des exceptions. Le plus souvent on trouve une quantité variable de liquide de couleur bouillon sale, brunâtre ou hématique, fétide ou non. Ce liquide semble amassé au voisinage de l'appendice et fait issue dès qu'on incise le péritoine. Il n'a pas tendance à se déplacer librement comme du liquide d'ascite.

À côté de cette forme de péritonite appendiculaire séreuse localisée, il faut signaler une autre forme, correspondant très probablement à une virulence microbienne plus intense qui, pour être moins fréquente dans les 24 ou 36 premières heures de la crise, n'existe pas moins : c'est la péritonite suppurée enkystée. Dans cette forme où un traitement précoce enlève, en ouvrant largement le foyer, la possibilité de diffusion de l'infection jusqu'alors simplement localisé, on constate qu'il s'est formé, tout autour de l'appendice et du cœcum, souvent en arrière de celui-ci, une collection purulente de volume variable, qui a presque toujours tendance à venir s'ouvrir à l'extérieur à travers la paroi abdominale. Cet abcès siège le plus souvent au niveau d'une perforation appendiculaire. Le pus est maintenu, limité par des adhérences néoformées des anses intestinales et du cœcum, et c'est dans ces cas que l'intervention devra uniquement se borner à l'incision et au drainage du phlegmon.

Dans des cas plus graves, soit qu'ils résultent d'une perforation très précoce de l'appendice, avant que la

(1) Deaver, J. A. M. A., Chicago, 1902

réaction inflammatoire et réactionnelle du péritoine ait eu le temps de faire les adhérences salutaires, soit que sans perforation préalable la toxi-infection se soit d'emblée généralisée au péritoine, on a alors une péritonite généralisée diffuse séro purulente le plus souvent. Dans ces cas hypertoxiques, considérés par beaucoup d'auteurs comme au-dessus des moyens de toute thérapeutique, on trouve à l'ouverture de l'abdomen que la séreuse péritonéale sur presque toute son étendue est rouge, tomenteuse, recouverte d'un enduit fibrineux, friable, de couleur jaune sale avec, dans toute la région périappendiculaire iliaque droite, quelques adhérences mollasses qui ont été tout à fait incapables d'arrêter le processus infectieux. Dans ces cas on trouve également dans les parties déclives de la grande cavité péritonéale (petit bassin) une certaine quantité de liquide analogue à celui que nous avons rencontré dans la péritonite localisée. Même dans ces cas presque fatalement mortels si on se trouve uniquement à les traiter par une thérapeutique médicale, l'intervention précoce, sans enlever naturellement en rien la gravité de la maladie, peut diminuer un peu la mortalité. Rotter dit que dans ces cas que l'on considérait comme désespérés, l'intervention précoce et large ne lui a donné que 27 pour 100 de mortalité seulement.

De toutes ces notions anatomiques que nous venons de constater nous pouvons conclure que la cure opératoire précoce de l'appendicite en débarrassant simplement l'organisme d'un foyer d'infection (appendice) dans les cas bénins, en évacuant toute collection purulente dès le début de sa formation dans les cas graves, constitue un traitement qui, lorsqu'il est utilisé assez à temps, donne des résultats nettement supérieurs au traitement médical.

CHAPITRE IV

AVANTAGES DE L'OPÉRATION PRÉCOCE

L'intervention précoce, telle que nous l'avons définie au début, c'est-à-dire celle comprise dans les 36 ou tout au plus dans les 48 heures de la première manifestation appendiculaire, présente un certain nombre d'avantages que nous essayerons de mettre en relief.

Utilisée dans tous les cas, et tout particulièrement dans les cas graves elle entraîne une diminution de la mortalité que les statistiques que nous reproduisons un peu plus bas démontrent d'une façon manifeste.

1° *Bénignité de l'opération.* — L'intervention précoce, lorsqu'elle est entreprise par un chirurgien expérimenté, présente une grande bénignité opératoire. Ce fait se comprend parce que le peu de temps qui vient de s'écouler depuis le début de l'accident n'a pas suffi, dans la grande majorité des cas moyens, à l'infection pour se propager dans les tissus péri-appendiculaires. Il en résulte que, à moins de compensations que nous verrons tout à l'heure, l'appendice, au moment de la laparotomie, quoique déjà infecté, est libre de toute adhérence. Le péritoine qu'il recouvre est encore sain. L'ablation de cet organe est donc ainsi considérablement facilitée par l'existence d'un état anatomique qui se rapproche beaucoup de l'état normal.

Remarquons, avant d'aller plus loin, que cet avantage sera d'autant plus considérable que l'intervention sera plus précoce. Très grand dans l'intervention faite dans les premières 12 à 24 heures, il diminue beaucoup dans les opérations faites après. Cette absence d'adhérences et la facilité opératoire qu'elle procure, est à opposer au cas d'appendicectomie à froid où, une fois l'orage passé, l'inflammation aiguë laisse après elle une péritonite périappendiculaire plastique qui complique beaucoup l'opération. On est obligé, dans ces derniers cas, pour enlever l'appendice, de rompre les adhérences anciennes et par conséquent fibreuses qui réunissaient l'organe malade aux organes voisins et, en particulier, au cœcum.

2° La laparotomie précoce coupe court aux complications possibles. — Un des arguments le plus sérieux en faveur de l'intervention précoce est l'irrégularité de l'évolution de l'appendicite aiguë et la possibilité de complications très graves à apparition brusque. On peut dire de l'appendicite que si l'on sait quand elle commence, on ne peut jamais prévoir quand et comment elle finira. A côté d'appendicites à début bénin qui gardent la même allure pendant toute leur durée, à côté d'autres à début très grave qui s'annoncent comme une infection générale intense, il y a des cas traîtres où un début peu inquiétant fait vite place à des complications d'une gravité extrême pouvant même emporter le malade.

Que ce soit la propagation du processus infectieux appendiculaire au péritoine entraînant une péritonite localisée ou diffuse, que ce soit l'extension de cette infection à d'autres viscères thoraciques, toutes ces complications aggravent considérablement le pronostic. En enlevant la source de ces infections disséminées, l'interven-

tion précoce les évite. Une complication fréquente et
parfois mortelle de l'appendicite, est la perforation. Cet
accident, sauf exceptions, se voit très rarement le premier jour. L'opération prématurée pourra la prévenir.
Même dans les cas rares, mais possibles (observation II)
où cette complication se produit dans le premier jour,
l'intervention immédiate est manifestement plus utile
que l'expectative médicale ou l'opération secondaire. Dans
les cas de péritonite généralisée d'emblée où le traitement est malheureusement le plus souvent insuffisant,
la laparotomie précoce, tout en faisant courir de très
grands dangers au malade, est quand même indiquée,
étant donnée la gravité de la situation presque désespé-
rée.

3° *L'opération sera radicale.* — Dans toutes les observations que nous rapportons, dans la plupart des statistiques que nous reproduisons, l'appendice a pu être enlevé
au moment de l'intervention. Il est très rare, en pratiquant
systématiquement la laparotomie précoce dans l'appendicite, que les lésions soient assez avancées pour que l'a-
blation de l'appendice soit rendue impossible. Ceci peut
arriver, il est vrai, dans les cas d'abcès périappendiculaires. L'extirpation de l'appendice vermiforme présente
cette grande supériorité sur le traitement médical qu'elle
met le malade à l'abri de tout retour offensif des crises.
Ce n'est pas là un point à négliger, puisque nombreuses
sont les observations où les crises de gravité extrême ont
succédé à un intervalle plus ou moins éloigné à des atta-
ques légères et insignifiantes.

Un dernier avantage de l'intervention précoce résulte
de ce fait, qu'étant donnée le plus souvent l'absence fréquente de pus dans les premières 24 ou 36 heures, l'in-

cision de Jalaguier le long du bord externe du grand droit est amplement suffisante pour découvrir et mettre à nu la région appendiculaire. On connaît la fréquence de l'éventration consécutive à l'incision oblique externe de Roux. Nous montrerons dans le chapitre de la technique opératoire comment l'incision verticale prédispose beaucoup moins à cet accident.

De tous les avantages que nous venons d'énumérer nous pouvons tirer les conclusions suivantes :

L'intervention précoce indiquée dans la grande majorité des cas d'appendicite aiguë (nous verrons plus loin les contre-indications) est d'autant plus bénigne et d'autant plus utile, qu'elle est faite plus tôt. Les statistiques du chapitre précédent prouvent la véracité et le bien fondé de ces conclusions.

CHAPITRE V

INCONVENIENTS. — OBJECTIONS

Dans le chapitre précédent nous avons détaillé les avantages qu'il y a à intervenir précocement dans l'appendicite aiguë. Avant de rechercher quelles sont les indications et les contre-indications de cette méthode, nous nous faisons un devoir d'énumérer les objections qui lui ont été faites. Parmi celles ci les unes ont une réelle valeur et contribuent en partie à limiter le nombre des partisans enthousiastes de l'opération précoce, les autres peuvent être facilement combattues.

1° On a objecté que le médecin appelé trop tard n'arriverait pas à temps dans la grande majorité des cas, étant donné que l'intervention précoce n'est utile que dans les 36 premières heures, que son utilité et ses indications sont d'autant plus considérables qu'elle est plus près du début des accidents. Cet argument, qui prend une certaine valeur lorsqu'il s'agit d'un malade à la campagne loin de tout secours immédiat, n'est pas à considérer pour les malades urbains. De plus, le début souvent dramatique de la crise d'appendicite fait que le médecin est le plus souvent immédiatement appelé.

2° A cet argument on ajoute aussi souvent celui qui consiste à dire que le chirurgien pressé par le temps est obligé d'intervenir dans des conditions matérielles défectueuses, le plus souvent au domicile du malade.

3° On a parlé également de l'émoi et de la pusillanimité du malade et de l'entourage en présence d'une opération d'urgence. Ceci est une question d'éducation du public et de sa confiance pour le médecin qui demande l'intervention. On est bien arrivé maintenant à la faire admettre pour la hernie étranglée, pourquoi n'arriverait-on pas aussi à la faire accepter pour l'appendicite aiguë ?

4° Un argument d'une valeur indéniable est celui qui s'appuie sur ce fait que le diagnostic d'appendicite peut être hésitant pendant les premières 24 heures. Les différentes formes que revêt l'appendicite à son début peuvent expliquer ces hésitations qui sont probablement plus fréquentes qu'on ne le pense et surtout qu'on ne le dit. A côté des formes à début net et précis il en est d'autres où le début insidieux peut faire penser à une typhoïde par exemple, à une typhlocolite. Il faut trop de hardiesse chirurgicale pour intervenir, ne fût-ce que pour une laparotomie exploratrice. Il n'est pas indifférent d'endormir et d'opérer un malade qui n'a pas d'appendicite, dit Vullier, de Lausanne, dans une revue critique de la *Semaine Médicale*, d'octobre 1906. Dans ces cas douteux une grande prudence est de règle, l'intervention précoce étant réservée uniquement au cas de diagnostic certain.

5° En intervenant d'emblée dans les appendicites, ne court-on pas le risque d'opérer des individus qui auraient guéri par le traitement médical ? C'est possible. Mais le mal n'est pas bien grand puisque ces mêmes malades guéris auraient été opérés à froid et puisqu'on ne sait jamais si une première crise ne sera pas suivie d'autres ; nous pensons que l'ablation de l'appendice est une bonne précaution.

6° On a affirmé, peut-être avec raison, que le traumatisme opératoire et le shock anesthésique pouvaient con-
trarier le processus de défense, réveiller, activer ou dif-
fuser la toxi-infection (Mahar). Cela est vrai, lorsque
l'intervention précoce est faite assez tard et c'est une raison pour laquelle nous rejetons l'intermédiaire opération
de Sprengel. Il n'est pas sans danger de détruire le résultat de la réaction du péritoine.

CHAPITRE VI

INDICATIONS — CONTRE-INDICATIONS

Les indications opératoires sont tirées de la sémeiologie de la crise. Certains symptômes du tableau clinique, en constituant un indice de gravité, plaident en faveur de l'intervention. quoique nous ayons vu que leur parallélisme avec l'intensité des lésions n'existe pas toujours. L'hyperthermie qui indique l'infection violente et une réaction considérable de l'organisme, peut fournir une indication souvent très précieuse. Il n'est pas de signe unique sur lequel on se base, puisque nous avons vu des cas de gangrène et de perforation s'accompagnant plutôt d'hypothermie. Les indications tirées du pouls sont également très importantes à observer. Le nombre de pulsations atteignant et dépassant parfois 120 est une preuve d'inflammation péritonéale, surtout lorsque à cette tachycardie se joint un état particulier du pouls qui est faible, misérable et intermittent. La dissociation du pouls et de la température de telle façon que la courbe de température tend à s'abaisser alors que celle du pouls s'élève, est un signe de fâcheux augure. Il faut attacher également une grande importance au facies du malade et à son aspect extérieur. Il y a là, une question d'impression, d'appréciation personnelle, que la pratique seule arrive à donner. L'existence d'un facies péritonéal précoce, s'accompagnant d'anxiété respiratoire, de refroidissement des extrémités, suffit pour indiquer une intervention immédiate. D'autres fois c'est la présence de vomissements bilieux, de hoquets persistants qui fait indication. Un dernier point qui doit être pris en grande considération est la durée du temps écoulé depuis le début. A ce point de vue l'indication est d'autant plus formelle que le début est rapproché. Kroguis, suivant les différents cas, divise les indications opératoires en indications formelles, relatives et rationnelles. L'indication formelle a lieu lorsque l'on se trouve dans les 12 ou tout au plus dans les 24 premières heures, alors que le diagnostic est fermement établi. L'indication relative existe une fois que ce délai est dépassé : alors l'intervention est discutable et elle n'est décidée que dans certains cas lorsque les symptômes inquiétants viennent forcer la main. L'indication rationnelle pour cet auteur n'a lieu que lorsque l'intervention est rendue nécessaire par l'apparition d'une poche purulente.

A côté de ces différentes indications peuvent prendre place certaines contre-indications. Il est certain qu'on n'opèrera pas par principe un malade qui ne présente qu'une très légère colique presque apyrétique. L'intervention sera également contre-indiquée par l'état de faiblesse du malade lorsque l'on craindra que le traumatisme opératoire ne vienne précipiter l'issue à peu près certaine.

CHAPITRE VII

STATISTIQUE — RÉSULTATS

De la comparaison des statistiques de mortalité dans les divers traitements médicaux ou chirurgicaux de l'appendicite, il résulte que dans l'immense majorité des cas l'adoption comme règle générale de l'intervention précoce telle que nous l'avons définie au début, c'est-à-dire ne se faisant pas plus tard que la 36ᵉ heure, donne un pourcentage de guérison bien supérieur aux autres moyens thérapeutiques.

Lorsque l'on cherche dans les classiques et les diverses publications le pourcentage de mortalité de l'appendicite, quand on prend comme ligne de conduite l'expectative et le traitement purement médical, on est frappé du chiffre élevé auquel on arrive.

Il est bien entendu que l'on comprend dans cette moyenne toutes les formes cliniques de l'appendicite, depuis la forme banale légère à pronostic bénin et guérison spontanée presque certaine jusqu'à ces formes hypertoxiques où même l'intervention dès le début n'aurait pas été capable d'éviter l'issue funeste. On a beaucoup écrit sur les bienfaits du traitement médical : nous avons vu dans notre chapitre de l'Historique comment les auteurs s'étaient divisés et comment des médecins que l'on ne peut pas taxer de partialité s'étaient rangés par conviction à cette idée que le traitement médical était le meilleur à moins que des complications urgentes (formation d'abcès etc) ne viennent indiquer une intervention. Chauvet, dans une communication à l'académie de médecine (1899), a montré que dans une statistique qu'il apportait la mortalité moyenne de l'appendicite traitée uniquement par les moyens médicaux était de 30 0/0. C'est un chiffre énorme et qu'aucune statistique chirurgicale que nous donnons un peu plus bas n'atteint ni n'approche. Si on examine quelle a été la cause de la mort dans la plupart de ces cas on constate que le plus souvent elle a été due à une extension brusque du mal, à l'apparition inattendue d'une complication, tous faits qu'on aurait pu éviter par l'intervention précoce. Chauvet, s'exprimant impartialement, dit ceci : « D'habitude les patients succombent à » une péritonite suppurée généralisée, parfois à la » septicémie péritonéale, parfois aussi à une infection de » toute l'économie née de fusées purulentes ou gan- » gréneuses parties du foyer appendiculaire. »

Quand on lit les statistiques des auteurs qui sont pour l'attente et l'intervention à froid, il y a une cause d'erreur qu'il est bon de signaler. Ils vous disent : l'intervention à froid est l'idéal elle n'entraîne qu'une mortalité minime, à peine 1 ou 2 0/0. Cela est vrai mais il ne faut pas prendre ce chiffre comme nombre de mortalité de l'appendicite dans ce procédé de traitement, car ainsi on laisse passer les cas, et ils sont nombreux, de tous les malades morts pendant la période aiguë avant l'intervention, alors que l'on attendait tranquillement le refroidissement obligatoire. En réalité la mortalité dans le traitement d'attente d'intervention à froid est beaucoup plus élevée, elle est la somme des mortalités opératoires 1 ou 2 0/0 et des mortalités du traitement médical 30 0/0 (d'après Chauvet).

Riedel fixe la mortalité globale de l'appendicite à 28 0/0.
Sahli à 8 0/0.

Les classiques sont assez unanimes pour adopter 15
ou 20 0/0.

Or l'opération pratiquée dans le premier jour ne donne
que 6 0/0 de mort et dans la seconde journée 12 0/0.

Rotter (de Berlin), opportuniste d'abord, s'était mis à
opérer tout les cas qu'il voyait dès le début. Avant 1903,
sa mortalité globale était de 17 0/0 (51 0/0 dans les
péritonites généralisées ; 10 0/0 dans les péritonites circonscrites). Depuis 1903 sa mortalité est tombée à 10 0/0:
pas un seul mort dans 30 cas opérés ; 27 cas opérés avec
exsudat péritonéal localisé ont fourni une mortalité de
3,7 0/0 et dans 33 cas opérés en pleine péritonite suppurée
il a eu 24 0/0 de morts.

A la réunion libre des chirurgiens de Berlin (14 juin
1906) Rotter a présenté une série de 120 cas opérés pas
plus tard que dans les premières 48 heures sans aucun
décès. Pour lui le début correspond au moindre signe :
atteinte de l'état général, douleurs abdominales, nausées,
etc.

Kümmel (de Hambourg) avait pratiqué jusqu'en 1905
49 interventions précoces où il n'a eu que 3 morts, soit
une mortalité de 6 0/0 ; un malade a succombé à une
pneumonie, un autre à de la péritonite généralisée et le
troisième à une gangrène tardive du côlon. Dans le courant de 1905 Kümmel a opéré 290 appendicites avec une
mortalité de 5,5 0/0; 48 malades ont été opérés avant 48 h.
dont 5 morts. En totalisant ces résultats avec ceux de
1905, sur 97 opérations précoces Kümmel a eu 9 morts
soit 9 0/0. Sur ces 9 morts 6 avaient été opérés à la 48ᵉ
heure ; 4 respectivement à la 12ᵉ, 20ᵉ et 24ᵉ heure.

Riese (de Britz), au congrès allemand de 1905, a présenté

3

51 cas non opérés avec 8 morts, soit 15,7 0/0; 49 cas opérés précocement avec 4 morts, soit 8,1 0/0; 19 péritonites diffuses ont donné 3 morts, soit 15,8 0/0 ; 15 gangrènes ou perforations de l'appendice ont été toutes suivies de guérison.

Weir (de New-York), dans ses 100 dernières opérations faites dans les 36 premières heures de la crise, n'a eu que 4 morts où il y avait péritonite diffuse.

Sprengel (de Brunswick) a eu eu dans les dernières années un seul décès dans les 42 cas opérés dans les 2 premiers jours. Le malade qui a succombé présentait des symptômes de péritonite généralisée. Malgré la précocité de l'opération il eut consécutivement des complications diverses (empyème, péricardite suppurée etc.) et mourut neuf semaines après l'opération.

Parmi ces 42 cas le professeur Sprengel a trouvé 9 fois des lésions de péritonite diffuse et ces malades ont guéri.

Le docteur Témoin (de Bourges) a présenté à la Société de chirurgie 15 cas opérés dans les 24 premières heures sans aucun décès ; dans toutes ces opérations faites dans les 48 heures il n'y eut pas non plus de décès.

Dans la statistique comprenant les opérations faites depuis novembre 1902 il cite 55 opérations entreprises dans les premières 48 heures sans un seul décès. Et cependant dans plusieurs cas, le docteur Témoin avait trouvé l'appendice sphacélé et deux fois il lui creva dans la main.

Le docteur Pauchet (d'Amiens) a eu sur 19 cas opérés dans les 48 heures 2 morts.

La statistique de Legueu comprend 25 cas opérés dans les 48 heures avec 4 morts.

Ce pourcentage est considérable mais aussi les cas étaient graves (péritonite généralisée).

Le professeur Roux (de Lausanne) n'a eu que des guérisons dans tous les cas ,opérés dans les 24 heures de la crise. Il n'opère que dans les cas où le diagnostic est absolument certain.

Carl Beck (1) (de New-York) cite 27 cas d'appendicites opérées dans les 24 heures sans aucun décès, tandis que la mortalité s'élève à 24 0/0 après 48 heures.

Deaver et Rost (2), dans une statistique de 416 appendicites, comptent 73 opérés dans les 40 premières heures. Il n'y avait qu'un seul décès d'un malade opéré dans les 24 heures, qui avait une péritonite généralisée.

Bernays (de Saint-Louis) conclut de ses statistiques que les opérations pratiquées le premier et le deuxième jour de la maladie donnent 98 0/0 de guérisons.

Le docteur Tuffier a communiqué à la Société de chirurgie, en 1902, 2 cas d'appendicite opérées sans mortalité.

On pourrait encore en citer beaucoup d'autres et en faire une longue liste, mais nous nous arrêtons sur notre énumération, car il nous semble pouvoir en faire quelques déductions.

Il résulte de toutes les statistiques que nous venons de voir que, sauf complications, toutes les formes anatomocliniques de l'appendicite aiguë sont susceptibles de guérir à condition d'être opérées assez tôt.

Les cas d'appendicite avec perforation ou gangrène opérés dans les premières 24 heures guérissent presque toujours ; les péritonites circonscrites se trouvent également très bien de l'intervention précoce ; enfin, les péri-

---

(1) *N.-Y. Med. Journ.*, 1896.
(2) *Journ. A. M. A.* Chicago, 1902.

tonites généralisées sont aussi améliorées quant à leur pronostic, puisque la mortalité tombe de 54 à 27 0/0 (Rotter) et 15,8 0/0 (Riese).

Si on exclut les morts tardives par pneumonie, iléus, embolie, les seuls malades qui ne guérissent pas après l'opération précoce sont ceux atteints de péritonite diffuse purulente ou de septicémie toxi-infectieuse lorsqu'elle existe dès le début. Mais en comprenant ces cas, qui sont au-dessus des moyens de la chirurgie, la mortalité moyenne des différentes formes de l'appendicite dans les cas de l'opération précoce donnent, lorsque l'on opère après le premier jour, 94 à 95 0/0 de guérisons, résultat qu'aucune autre méthode de traitement n'a été capable de donner jusqu'à aujourd'hui (Bérard et Allamartine).

Le résultat essentiel de l'opération méthodique précoce est qu'elle diminuerait considérablement la mortalité totale des opérés et des non opérés.

Le professeur Giordano (de Venise), pour lequel l'opération précoce dans l'appendicite aiguë est une chose absolument indispensable, dit : « En principe, je crois » que si l'on opérait toutes les appendicites dans les pre- » mières 24 heures, on opérerait certainement quelques » malades capables de guérir sans opération ; mais on » en sauverait aussi plusieurs qui succombent victimes » du retard. »

Tableau

D'après KORTE [1] (de Berlin)

	SOMME	GUÉRIS	MORTS	%.de Mortalité
I. Étaient opérés..........	1358	1190	168	12,3
II. N'étaient pas opérés....	433	352	81	18,5
Total............	1791	1542	249	13,5

Les Cas opérés

	SOMME		GUÉRIS	MORTS	%.de Mortalité	
a) *Opérations précoces :*						
Le 1er jour sans péritonite..	17		17	0	0	
Le 2e — — ...	32	80	32	0	0	
Le 3e — — ...	31		31	0	0	
Le 1er jour avec péritonite...	8		6	2	18,5	
Le 2o — — ...	19	57	16	3		27,9
Le 3e — — ...	30		19	11	36,5	
b) *Opérés dans le stade intermédiaire :*						
Opérations radicales.........	76		64	12	15,7	
Incision des abcès..........	378		358	20	5,3	
Opérat. à cause de péritonite.	188		74	114	60,0	
c) *Opérat. dans l'intervalle..*	579		573	6	1,0	
Total............	1358		1190	168	12,3	

Les Cas non opérés

	SOMME	GUÉRIS	MORTS	%.de Mortalité
Pérityphlites..............	337	330	7	2,3
Péritonites	96	22	74	77,0
Total............	433	352	81	18,0

[1] *Nordmann. Zûr Behandlung der Perityphlitis und ihrer Folgeerkrankungen rchiv. für Klinische Chirurgie,* T. 78, p. 2).

CHAPITRE VIII

TECHNIQUE

La technique de l'intervention dans l'appendicectomie précoce est le plus souvent la même que dans l'ablation de l'appendice à froid. Toutefois il est des cas où cette technique opératoire emprunte aux caractères cliniques et anatomiques de la maladie certains points spéciaux sur lesquels nous avons cru bon d'attirer l'attention.

Nous n'avons pas l'intention de traiter ici toute la question de la technique opératoire de l'appendicite, nous voulons seulement relever les données spéciales qui s'adopteront à notre intervention précoce.

La médecine opératoire des cas qui nous concernent variera naturellement avec les lésions que nous aurons constatées par l'examen clinique du malade. Si dans la grande majorité des cas la précocité de l'intervention n'a pas permis à l'inflammation d'envahir le péritoine et les organes périappendiculaires, il est des cas où, par suite de l'intensité de l'infection, la périappendicite peut être suffisante au moment de la laparotomie pour donner lieu à une collection purulente de formation très rapide. Avant d'aborder l'étude de la technique, il est un point très important à préciser dans les cas de suppurations précoces : faut-il se contenter uniquement d'inciser la paroi et de donner issue au pus collecté, sans s'occuper de la recherche et à plus forte raison de l'ablation de l'appendice, ou bien faut-il quand même et au risque de déchirer des adhérences utiles et salutaires, tâcher de trouver et d'enlever l'appendice.

Les réponses à cet égard sont contradictoires. Les uns, avec Keen, conseillent des recherches raisonnables, les autres, avec Ceccherelli, proposent de se contenter de mettre à jour le foyer que l'on vide, et enfin Routier propose de le laver à l'eau oxygénée. Si l'appendice est à la portée du doigt, on le réséque ; sinon si on juge que les recherches seront longues et difficiles, mieux vaut le laisser.

Mais Moschcovitch, chirurgien américain, est partisan convaincu de l'ablation immédiate de l'appendice, sauf impossibilité matérielle, ce qui arrive dans 1,2 0/0 des cas seulement ; il estime inutile de combiner à la ligature de l'organe des procédés plus ou moins compliqués d'invagination du moignon et, cependant, il avoue avoir perdu deux malades par suite du plissement du fil appendiculaire. Toutes les adhérences doivent être rompues ; peu importe l'ouverture de la grande cavité péritonéale, dit-il, si le contenu des abcès a été au préalable bien asséché ; par contre, les lavages sont nocits, car ils diffusent le pus.

Pour lui, le foyer appendiculaire est le seul dangereux, non seulement par son voisinage avec le péritoine, mais encore par les voies d'absorption veineuse et sympathique qui persistent, même si l'abcès est drainé, quand l'appendice est laissé en place.

Cette conduite nous paraît tout à fait téméraire. Malgré un nettoyage profond du foyer appendiculaire, les déchirures des adhérences intestinales par la communication avec la grande cavité péritonéale qu'elles établissent, le risque de perforation immédiate ou secondaire qu'elles entraînent, doivent être totalement proscrites.

Nous jugeons beaucoup plus prudent, étant donné que la collection purulente emprunte une gravité exceptionnelle non seulement à la proximité de l'intestin et du péritoine, mais surtout à ce fait, que le pus est contenu dans une sorte de vase clos (Dieulafoy), où la virulence est exaltée, d'ouvrir largement le foyer afin de laisser éliminer le contenu septique.

Quant au tracé de l'incision cutanée, il nous serait presque impossible (comme pour la question précédente), de mentionner les opinions de la plupart des chirurgiens sans donner à ce chapitre un développement énorme. Nous ne citerons donc que les plus importants : quand il y a du pus collecté, la meilleure incision est, semble-t-il, celle qui permet le drainage déclive, l'incision de Roux dans la plupart des cas.

L'incision iliaque de Roux, oblique en haut et en dehors, est parallèle à l'arcade crurale, au-dessus de laquelle elle se trouve à une distance de deux doigts.

Après la section des muscles larges de la paroi, il arrive que le fascia prépéritonéal en présence duquel on se trouve tombe en avant, trahissant manifestement la présence d'une collection immédiatement au-dessous. Un coup de bistouri suffit alors pour ouvrir cette collection d'où il sort un pus en général très fétide. Le doigt explorant la cavité constate alors qu'elle est close de toute part par le cœcum et les adhérences.

D'autres fois, quand la collection n'est pas tellement pré-pariétale, il faut beaucoup de précaution pour ne pas ouvrir la grande cavité péritonéale ; on doit alors décoller le péritoine dans lequel on chemine jusqu'à trouver le cœcum en arrière, puis sur les parties latérales auxquelles se trouve le pus.

Pour enlever un appendice non suppuré, il suffit dans l'immense majorité des cas, d'une brèche insignifiante. Peu importe la longueur, mais ce qui est important c'est de ne sectionner ni muscles, ni nerfs. Le procédé de dissociation des faisceaux musculaires, indiqué par Mac-Burney, en 1891 déjà, remplit ces indications tout en restant exactement dans la région iléo-cœcale; il a reçu des noms divers (incision étoilée de Roux, de Zickzackschnitt, de Riedel, Wechselschnitt, de Sprengel) sans être généralisé, semble-t-il, comme il le mérite. On lui préfère, en tout cas en France, l'incision droite de Jalaguier-Kamerer sur le bord externe du droit. Aussi dans les 28 observations communiquées par Kroguis (voir plus bas), l'incision était faite sur le bord externe du droit.

On reproche au mode de faire de Mac-Burney de ne pas donner suffisamment de place, de nécessiter l'emploi d'écarteurs multiples, etc.; en pratique, il faut deux écarteurs et la place est très suffisante pour attirer le cœcum et l'appendice, même dans les cas difficiles.

L'incision de Jalaguier-Kamerer est particulièrement avantageuse par la facilité avec laquelle on découvre l'appendice, et partant de l'acte opératoire.

Même après drainage prolongé, la proportion de hernies de la paroi n'était pas fréquente, pas plus fréquente qu'après n'importe quel procédé (Routier).

L'indication, quand on opère à chaud, est d'aller vite et d'enlever autant que possible l'appendice. L'incision sur le bord externe du droit semble répondre à ces desiderata.

L'incision verticale de Jalaguier, en faisant le moins de dégâts possible, prédispose moins aux éventrations

En incisant les deux feuillets antérieur et postérieur de la gaine du droit sans intéresser ce muscle que l'on récline en dedans pendant l'opération, on évite le parallélisme et la superposition des incisions aponévrotiques. Au moment de la reconstitution de la paroi, le bord externe du grand droit vient séparer comme primitivement les deux feuillets qui lui forment une gaine.

Ce bord libre musculaire empêche la formation de hernie post-opératoire. L'avantage de cette incision sur l'incision oblique qui donne, il est vrai, plus de jour, est amplement suffisant pour justifier son emploi dans tous les cas où l'absence de suppuration ne rend pas dangereuse l'ouverture de la grande cavité péritonéale.

Pour Moschcovitch, les deux incisions de préférence sont de Jalaguier-Kamerer et de Mac-Burney ; on choisira, d'après lui, celle qui mène le plus directement sur le foyer, lombaire, iliaque ou pelvien. La fréquence des abcès iléopelviens dans le stade intermédiaire font employer la seconde et c'est celle qu'a adoptée von Bruns.

Nous rappelons très brièvement les différents temps de l'opération.

Quelle que soit l'incision choisie, incision le long du grand droit (Jalaguier), incision oblique (Mac Burney), la technique devient la même après ouverture du péritoine. Dans les cas suppurés, nous avons vu qu'il valait mieux abandonner la recherche de l'appendice que de risquer de rompre les adhérences. Dans les cas, beaucoup plus fréquents, où la suppuration n'a pas eu le temps de s'établir, il suffit d'attirer à l'extérieur l'appendice et le cœcum, qu'on isole au moyen de compresses. On enlève l'organe malade et on entoure le moignon par une suture en bourse ou à la Lambert de la paroi cœcale. Moschcovitch n'est pas partisan de l'enfouissement. Nous pensons que, du moment que ce temps opératoire ne prolonge pas beaucoup l'intervention, il constitue une précaution et une sûreté qu'on peut se permettre.

La reconstitution de la paroi est faite plan par plan sans drainage, s'il n'y a pas de collection purulente.

CONCLUSIONS

De l'étude rapide que nous venons de faire de l'intervention précoce dans l'appendicite aiguë, on peut tirer les conclusions suivantes :

1° L'intervention précoce, ou Fruhoperation des Allemands, est celle qui est faite dans les douze, vingt-quatre, trente-six, ou tout au plus quarante-huit premières heures.

2° La raison d'être de cette intervention est qu'elle est bénigne dans la grande majorité des cas, et qu'elle coupe court à toutes les complications possibles.

3° Elle ne doit être faite que tant que le diagnostic posé est très affirmatif ; toute hésitation peut être de nature à la rejeter.

4° Des conclusions précédentes, il résulte que cette intervention sera d'autant plus bénigne et plus utile qu'elle sera précoce. Les statistiques montrent très bien l'accroissement de la mortalité en rapport avec le retard de l'opération.

5° L'intervaloperation de Sprengel est, pour cette raison, à rejeter ; elle détruit l'organisation défensive péri-appendiculaire et peut semer la propagation péritonéale.

OBSERVATION PREMIÈRE

Bérard et Alamartine. (*Province médicale* du 1er juin 1907)
A propos d'un appendice trouvé perforé à la 3e heure

M. S., 23 ans, entre le 16 mars 1907 à l'hôpital.

Antéc. du malade. — Ne présente rien de particulier. Il n'a pas eu de crises appendiculaires antérieures ni aucune affection abdominale. Cependant, depuis trois ou quatre jours, il ressentait de temps en temps de petites coliques sans localisation bien nette, qui étaient accompagnées de constipation marquée, de troubles digestifs vagues. Mais il avait continué son métier.

Le 16 mars, au matin, en se levant, il éprouva un peu de céphalée et une légère envie de vomir ; mais brusquement, à 7 heures du matin, pendant son travail, il ressentit au niveau de la fosse iliaque droite une douleur extrêmement vive, syncopale, en même temps qu'il a eu des vomissements de matières verdâtres. Il est amené d'urgence à l'hôpital à 10 h. 1/2 du matin.

A l'entrée, le malade présente tous les signes d'une réaction péritonéale intense : facies grippé, langue sèche, vomissements continus, toujours verdâtres. Le pouls est à 100, la respiration à 30 avec dyspnée marquée, la température à 38°9. Les signes locaux sont réduits à leur minimum. Un peu de météorisme généralisé avec une douleur diffuse. La résistance de la paroi et la douleur ont leur maximum au niveau du point de Mac Burney.

Depuis quatre jours le malade n'a pas été à la selle et

depuis le matin il n'a eu aucune émission de gaz. Le toucher rectal ne décèle rien dans le cul-de-sac de Douglas ; une intervention d'urgence est pratiquée à 10 h. 1/2, c'est-à-dire 3 h. 1/2 après le début clinique de la crise. Incision de Mac Burney. La paroi est œdématiée. L'ouverture du péritoine donne issue à environ un verre d'une sérosité louche en avant du cœcum. Pas d'adhérences. Le cœcum et l'appendice forment une seule masse. L'appendice est gros, très vasculaire, turgide. A la partie supérieure se trouve un renflement qui contient un calcul ; sur la paroi interne de l'organe se trouve une perforation contre laquelle est venue s'appliquer une frange épiploïque, réalisant une oblitération relative. Adhérences entre l'appendice et le cœcum. Le moignon est enfoui. Drainage. Quelques points de suture cutanée.

Vers le 15 avril (1) est sorti. Suites opératoires très satisfaisantes. *Guérison.*

OBSERVATION II

Walter. — Thèse de Mahar
(3ᵐᵉ heure)

X.., garçon de 6 ans, avait présenté depuis quelques jours des symptômes vagues : malaise, fatigue, une ou deux fois par jour petites douleurs dans le ventre. Température et pouls normaux.

1ᵉʳ février 1904. — Petite crise douloureuse, mais pouls à 110-120, petit et filant. Deux vomissements noirâtres dans la matinée. Mauvais aspect général ; faciès altéré.

_____

(1) Après deux mois de guérison apparente le malade est rentré le 21 mai dans le service pour des accidents infectieux secondaires.

Opération immédiate. — Laparotomie latérale. Péritoine absolument sain. Appendice long de 12 centimètres, coudé par bride du méso. Dans ce méso veines thrombosées, comme injectées à l'encre de Chine.

Appendice sain à la surface; mais muqueuse totalement gangrenée.

Résection de l'appendice. Drainage; vomissements noirs persistent toute la journée et cessent. *Guérison.*

OBSERVATION III

Billot. — Thèse de Mahar

(6ᵐᵉ heure)

J. F..., 22 ans, soldat. Le 11 mai 1900, travaillant à la piste du champ de tir, il fut pris brusquement, à 8 heures du matin, de coliques tellement violentes qu'il fut obligé de se coucher sur le sol.

A 9 heures prend sa soupe et la vomit. Coliques augmentent. Envoyé d'urgence à l'hôpital mixte de Poitiers.

A ce moment température 40°, pouls 102, faible. Ventre douloureux partout, mais avec maximum dans la fosse iliaque droite. Point de Mac-Burney très net, légère voussure à jour frisant au-dessus de l'arcade crurale. Opération à 2 heures. Incision de Roux. Issue d'une cuillerée environ de liquide couleur bouillon sale, contenant une fausse membrane. L'anse intestinale qui se présente est d'un rouge foncé très marqué, indice d'une péritonite déjà développée.

Appendice gros comme un gros porte-plume, long de 12 centimètres, plongeant dans le petit bassin; adhérent déjà légèrement. Ligature, encapuchonnement du moi-

gnon, enfouissement, drains. Lavage de la cavité péritonéale, avec 8 litres de sérum stérilisé.

Examiné, l'appendice a son extrémité libre en battant
de cloche ; en le fendant on trouve vers le milieu deux
ulcérations circulaires avec caillots sanguins à leur surface. Pas de coprolithes, ni de corps étrangers.

12 mai. Température 39°8, pouls 118, vomissements.
On continue la glace et l'opium.

Le soir, état plus inquiétant. Nouveau lavage au sérum
boriqué.

Le 13 au matin, *mort*.

OBSERVATION IV

Gosset. — Thèse de Mahar
(8me heure)

Louise R..., 24 ans, infirmière, avait présenté antérieurement des troubles intestinaux fréquents, sans crise
nette d'appendicite. Elle était constipée depuis 2 jours.

15 mars 1904. — Elle est prise vers 2 heures de douleurs
abdominales généralisées, sourdes.

Elle dîne vers cinq heures sans appétit, est prise sitôt
après de douleurs très vives, particulièrement violentes
dans la fosse iliaque droite. État nauséeux permanent,
anurie depuis le début, pas d'émission de gaz. Pouls 120,
température 39°, léger météorisme, faciès mauvais.

Opération à 10 heures par M. Gosset. Incision de
Jalaguier. Issue de liquide hémorragique. Appendice
volumineux se dirigeant vers le pelvis et adhérent à un
hémato-salpynx ancien.

A l'incision de l'appendice, muqueuse totalement gan-

grenée, fétide; parois amincies par places, très altérées.
Drainage. *En voie de guérison.*

OBSERVATION V

Billot. — Thèse de Mahar

(12me heure)

S... L...., 21 ans, cultivateur. A déjà eu une petite crise
antérieurement. Dans la nuit du 3 au 4 septembre 1902,
douleur très violente dans la fosse iliaque droite provo-
quant à plusieurs reprises des vomissements. Envoyé
d'urgence à l'hôpital de Poitiers. Il présente à l'entrée :
douleur très vive dans la fosse iliaque droite avec voussure légère. Point de Mac-Burney très net.

Opération à 2 heures. A l'ouverture de l'abdomen, issue
d'un peu de liquide louche ; on trouve l'appendice turgide,
coudé sur lui-même, renflé à son extrémité libre, qui est
couverte d'exsudats.

Ablation. Suture en quatre plans. L'examen de l'appendice montre des lésions de folliculite manifeste avec
épaississement de la paroi ; pointillé rouge, hypertrophie
de la muqueuse.

Sorti le 23 novembre. *Guérison.*

OBSERVATION VI

Routier. — Thèse de Mahar

(14me heure)

Mme M. C..., 72 ans. Après troubles intestinaux (alter-
natives de diarrhée et de constipation) est prise le
28 novembre 1895, le matin, d'un point douloureux au

4

Mac-Burney. Un peu d'état nauséeux. P. à 90. T. à 38°.
Elle avait été vue la veille par le professeur Dieulafoy,
qui n'a trouvé rien de spécial.

Le soir, douleur plus vive, quelques épreintes rectales
sans résultat, langue sèche.

Opération à 10 heures du soir. Laparotomie sur le bord
du droit. Ouverture d'un foyer purulent, mal limité.

M. Routier sent bien l'induration de l'appendice. Pas
de suture, drainage.

Les jours suivants, élimination de pus et débris spha-
célés.

Le 16 janvier, sort en voiture.

Le 12 février 1897, formation au niveau de la cicatrice
d'un petit abcès qui laisse s'échapper un petit calcul ster-
coral. Il en persiste une fistulette.

Le 1er septembre 1897, élimination d'un second calcul.

Revue en mars 1898. La fistule se referme. *Guérison.*

OBSERVATION VII

Walter. — Thèse de Mahar
(15me heure)

Mlle X..., 6 ans. Présentait depuis un an des troubles
digestifs vagues, avec pâleur, amaigrissement, diagnos-
tiqués appendicite chronique.

Le 12 novembre 1902, à 6 h. du matin, crise de douleurs
à droite qui dure une demi-heure. A 8 h. 1/2, pouls 110.
Temp. 37°5. A 10 h. 1/2. P. 100. T. 37°5. Etat général
excellent, l'enfant joue et demande à manger. A 6 h. du
soir, faciès très altéré, pâleur insolite, traits tirés.
T. 37°8, P. 140, petit, intermittent. Aucune douleur au
point de Mac-Burney.

Opération à 9 h. du soir. A ce moment, facies tout à fait mauvais. T. 36°8, rectale; P. 160, irrégulier, petit, filiforme, avec une pulsation avortée toutes les trois pulsations.

Laparotomie latérale. Péritoine sain, pas une goutte de liquide. Appendice sous-iléo cœcal, tordu en spirale autour d'un méso falciforme. Résection, drainage.

A l'examen, l'appendice paraît sain extérieurement, pas de vascularisation ; mais, dès qu'on l'ouvre, odeur gangréneuse qui infecte toute la salle d'opération Il contient une bouillie rougeâtre ; folliculite hémorragique et gangréneuse sur toute la hauteur.

Suites difficiles. Etat septicémique dure plusieurs jours et s'atténue. *Guérison.*

OBSERVATION VIII

Routier. — Thèse de Mahar.

(18° heure)

Marcel A..., âgé de 12 ans. Sujet à des indigestions fréquentes. Diarrhée les trois derniers jours.

Le 5 mars 1899, il mange force gâteaux.

Le 6 au matin, vomissements. T. 39°8.

Le soir à 9 h., T. 40°7 ; Pouls 136. Ventre douloureux à droite. L'enfant montre le point de Mac-Burney. Ventre plus résistant à droite.

Opération à 1 h. du matin. Incision sur le bord du droit.

Appendice adhérent par son sommet ; pas de liquide ; pas de rougeur des anses. La partie voisine de l'épiploon est seule un peu rouge, on la résèque.

Ligature. Thermo. Suture. L'appendice, très long, porte 7 plaques d'ecchymoses avec hématome. *Guérison.*

Observation IX

Routier. — Thèse de Mahar,
(20e heure)

Aloïs B..., 17 ans, est pris brusquement, le 22 juin 1896, de douleurs dans la fosse iliaque droite ; vomissements Entre le lendemain matin à Necker. Pas d'autres symptômes que douleurs vives au point de Mac Burney et contractures du droit. Côté gauche du ventre très souple

Opération le 23. Epiploon adhérent. L'appendice, plié sur lui-même, est dans l'angle formé par le cœcum et la fosse iliaque, adhérent au cœcum et recouvert de fausses membranes verdâtres.

Isolement, ablation et suture L'appendice examiné est noir par places, il contient une bouillie noirâtre et sur son milieu une large plaque ecchymotique et ulcérée. Suites normales. *Guérison.*

Observation X

Walter. — Thèse de Mahar
(23e heure)

A. F..., 29 ans, interne des hôpitaux de Paris. Quelques troubles intestinaux antérieurs sans signification nette.

Vers le 20 avril 1901, il est pris brusquement à 6 heures du soir de douleurs généralisées à tout le ventre. Il essaie de dîner mais il quitte la table au début du repas et va se

coucher. Ses douleurs se localisent à droite et sont tellement violentes qu'on lui injecte de la morphine. Vomissements dans la nuit. Arrêt de gaz. Pouls 110. T. 38°5.

Le lendemain matin, douleurs moins violentes, mais
faciès altéré. Pouls plus mou.

Opération. — Opéré à 5 heures du soir par M. Walter.
Incision de Roux ; appendice rétro-cœcal externe volumineux, turgescent, rouge noirâtre, adhérent légèrement
à la paroi postérieure. Ablation. Drainage. A l'examen,
appendice en voie de gangrène totale. *Guérison*.

OBSERVATION XI

Mouchet. — Thèse de Mahar
(24° heure)

Mme R..., 30 ans, 1903. Début par douleurs brusques
à l'hypogastre et dans la fosse iliaque droite sans siège
précis. Ces douleurs surviennent par crises. La malade a
eu huit crises semblables dans la journée, tellement
violentes qu'elles se sont accompagnées de syncopes.
Diarrhée.

A 10 heures du soir, plus de selle, mais vomissements
jaune verdâtre au nombre de trois ou quatre.

Nuit mauvaise ; nausées ; ni selles, ni gaz.

3 janv. — Malade fatiguée. T. 39°1. P. 100 bien
frappé. Pas de vomissements ; défense musculaire très
intense dans les deux fosses iliaques avec maximum au
point de Mac Burney.

Opération à 11 heures. Incision de Jalaguier ; fausses
membranes fibrineuses sur le bord du cœcum, un peu de
liquide séreux autour, parsemé de flocons fibrineux. Drainage.

L'appendice est épais, rouge, contient du liquide sale. *Guérison.*

M..., petit garçon de 13 ans, soigné depuis un an pour une soi-disant entérite.

9 mai 1903 : pris après midi de douleurs vagues dans le ventre. Embarras gastrique, un vomissement.

10 mai, à 9 heures du matin, appendicite nette, mais apparence bénigne. Température normale ; pouls 100, Point de Mac-Burney douloureux. État général bon. Traitement : diète hydrique, glace, opium.

Vers midi. brusquement, douleurs très vives généralisées à tout l'abdomen. Pouls 120-130.

Opération à 9 heures du soir. Laparotomie latérale. Péritonite suppurée diffuse. Cavité abdominale pleine de pus bien lié, sans traces d'adhérences. Le pus remonte jusqu'au dessus du foie. On ne trouve pas l'appendice tout d'abord. Mais, dans le petit bassin, l'épiploon infiltré adhère et, sous une masse épiploïque, on trouve l'appendice, adhérent, perforé à son extrémité, au centre d'une plaque de gangrène. Au niveau de cette perforation, abcès épiploïque qui s'était rompu. Résection de l'appendice. Contre-ouverture à gauche. Nettoyage à la compresse. 3 drains à droite, l'un sous le foie, le 2e transversal, le 3e dans le Douglas ; 2 drains à gauche, l'un sous l'estomac, le 2e dans le Douglas. *Guérison.*

*Observations sur 28 cas opérés à la période précoce
dans l'appendicite aiguë*

OBSERVATION XIII

A. — Appendicites limitées, 8 cas. Tous guéris
(*Deutsche Zeitschrift für Chirurgie*, p. 307, T. 78, 1905)

J. H. médecin, âgé de 40 ans, est rentré le 13 février.
Déjà au mois de janvier de la même année, il a senti des
douleurs vagues dans le ventre avec sensibilité plus
grande dans la région iléo-cœcale. Le 12 février douleur
plus marquée du ventre avec nausées, mais pas de localisation nette ; les douleurs progressaient et ne cédaient
pas après l'injection de morphine. Le 13 février, température axillaire 36°9 et rectale 37°3 ; pouls 72. La sensibilité n'était pas trop exagérée du côté droit. Le ventre
était un peu ballonné et résistant. Le diagnostic d'appendicite était posé. A 2 heures du même jour, grands
frissons, température 40°. Vomissements.

Etat actuel, 13 février. — Facies inquiétant un peu con-
gestionné. Pouls assez mou à 104. Ventre plus ballonné.

Opération 13 février (le soir). — Incision le long du
canal inguinal. A l'ouverture de la cavité péritonéale on
a trouvé à peu près une cuillerée à bouche de pus un peu
blanchâtre ; le cœcum était distendu par des gaz et
injecté. L'appendice était libre mais aussi injecté. Près de
la base il y avait une tache noirâtre. Après avoir enlevé
l'appendice, on a constaté que sa muqueuse était toute
enflammée et que l'inflammation a atteint toute l'épaisseur
de la paroi près de la base.

L'opération finie, on a mis un tampon de gaze iodoformée et la plaie a été cousue dans sa plus grande partie.
Le 14 février, nuit assez tranquille sauf quelques crises
de vomissements, les gaz sont sortis; température 36°1
(axillaire). Pouls 72, facies meilleur, le ventre est plus
souple. Le soir nausées et vomissements ; de temps en
temps des coliques ; température 38°1 ; pouls 84. Le 15
février, pas de température ; ventre souple, urticaire sur
tout le corps. Le 16 février, état général et local satis-
faisant, suites bonnes. Le 8 mars, sutures secondaires sur
la plaie qui était bien nettoyée. Le 15 mars, le malade
est sorti. *Guérison*.

OBSERVATION XIV

H. V.., domestique, âgé de 21 ans, est entré le 20 mars.
Malade depuis la nuit précédente. Douleurs du ventre,
vomissements et température.

État actuel. Facies pâle, température 39°7 ; pouls 116 ;
pas de ballonnement du ventre ; sensibilité très marquée,
aussi bien défense musculaire dans la fosse iliaque droite

Opération le 20 mars (soir). Entre les anses de l'intestin se trouvait une assez grande quantité de liquide séro-
purulent.

L'appendice est enlevé. Tamponnement à la Mikulicz. Dans l'appendice, au milieu, se trouvait une partie
plus étroite ; muqueuse injectée ; près de la base, légère
tuméfaction. Dans les premiers jours après l'opération,
vomissements. Suites opératoires bonnes. La malade est
sortie le 13 mai. *Guérison*.

OBSERVATION XV

E. K..., étudiant en médecine, âgé de 27 ans, entre à l'hôpital le 12 juillet 1901.

Depuis huit ans, le malade souffre du côté gauche du ventre. Ces douleurs sont spontanées et se calment dans quelques heures. Au mois de juillet 1900 il a eu une douleur très forte accompagnée de vomissements et de la diarrhée. Au mois d'avril 1901 cette douleur s'est localisée dans la fosse iliaque droite, accompagnée de vomissements et constipation. Une vessie de glace, l'opium ont calmé ces douleurs. Le 11 juillet elles ont recommencé, avec irradiation et propagation vers l'épigastre en haut et vers les testicules en bas. Vomissements. Température, 37°6 à minuit, puis 38°4. Pouls à 78. Le 12 juillet, le malade, après l'injection de morphine, se portait mieux, mais la douleur était nettement au point de Mac Burney.

État actuel le 12 juillet, le soir : Douleurs très fortes ; pouls plus fréquent que le matin. Ictère léger, sensibilité intense à la fosse iliaque droite, pas de météorisme.

Opération le 12 juillet à 9 heures du soir. — Incision de la fosse iliaque droite. Pas d'exsudat. L'appendice est entouré d'adhérences ; il regarde en haut et de côté. Dégagé de ses adhérences, il est amputé. On introduit un tampon étroit de gaze iodoformée et la plaie est suturée. Pas de fièvre, le pouls est normal. Le malade se sent bien. Le 17 juillet, on retire le tampon et on place des sutures secondaires. Le 30 juillet, le malade est sorti. *Guérison.*

Observation XVI

J. S.., âgée de 22 ans, domestique, entrée le 2 septembre.

Dès le commencement de cette année elle a eu huit crises douloureuses. La dernière date de deux jours ; A l'examen, on trouve dans la région iléo cœcale un peu de défense musculaire ; l'état général n'est pas mauvais. Le 4 septembre, la malade éprouve de fortes douleurs avec fièvre.

État actuel le 4 septembre, le soir. — Facies souffrant T., 38°8, 39°8. Pouls à 120. Hyperesthésie et défense musculaire du côté droit.

Opération le 4 septembre, le soir. Incision de la fosse iliaque droite.

L'appendice, dégagé des adhérences, est amputé. Il est perforé vers le milieu. Vers le sommet, une paire de boules de matière fécale. Il est oblitéré à la base. La muqueuse est enflammée et montre de petites hémorragies. Dans la région iléo-cœcale, un peu d'exsudat séreux. On introduit un grand tampon. Le 4 octobre, la malade sort. *Guérison.*

Observation XVII

G. W..., âgé de 27 ans, étudiant en médecine, entre le 4 novembre 1901.

[Au mois de janvier 1900, une crise douloureuse d'appendicite, trois autres crises plus légères au courant de cette année-ci. Le 3 novembre, le malade ressent des douleurs. Il prend de l'opium ; vessie de glace sur l'abdomen. La température n'est pas élevée. Le soir, la région devient douloureuse à la pression. Le matin, ressent un frisson intense, la température monte à 39 degrés, le pouls est à 130, les vomissements sont fréquents. L'hyperesthésie devient générale dans la fosse iliaque droite.

Etat actuel. — Facies exprimant la souffrance. T., 37°6, puis 38°3 ; pouls, 120. Ventre un peu ballonné. Défense musculaire, hyperesthésie de toute la fosse iliaque droite.

Opération le 4 novembre. Incision droite, parallèle au droit antérieur. A l'ouverture du ventre il s'écoule un liquide séreux. Le cœcum est enflammé. En soulevant l'appendice il s'écoule une plus grande quantité de liquide séro-purulent. L'appendice est lié par des adhérences au cœcum et à la veine épiploïque. Vers le milieu de l'appendice on voit une perforation. Après l'ablation de l'appendice on introduit un gros tampon. La muqueuse de l'appendice est enflammée sur la plus grande partie. La marche de la guérison n'est pas troublée. Le 18 novembre on fait des sutures secondaires. Le 1er décembre le malade sort. *Guérison.*

Observation XVIII

E. L..., écolière, âgée de 12 ans, entre à l'hôpital le 11 février 1901.

Le 9 février, la malade ressent des douleurs dans la fosse iliaque droite, qui se calment le lendemain, mais recommencent bientôt. La température s'élève ; hyperesthésie de la fosse iliaque droite. Le 11 février, vers 4 heures du soir, la malade a eu un frisson et des douleurs intenses.

Etat actuel : le 11 février, le soir, facies exprimant la souffrance ; température 38°2, puis 39°2 ; pouls à 104 ; hypéresthésie et défense musculaire de la fosse iliaque droite.

Opération le 11 février, 9 heures du soir : Incision parallèle au droit antérieur du côté droit. L'appendice se dirige du côté postérieur du cæcum et en haut. Il s'écoule du pus qui est de suite séché. L'appendice est amputé, un gros tampon est introduit dans la plaie. La marche de la guérison est régulière. Le 9 mars, la malade sort de l'hôpital. *Guérison.*

OBSERVATION XIX

C... B..., étudiant, âgé de 23 ans, entre a l'hôpital le 3 mars 1904.

Il y a 10 ans, le malade avait de petites crises d'appendicite. Le 2 mars, le malade s'est réveillé avec des douleurs dans la fosse iliaque droite. L'opium n'a pas calmé la douleur et les vomissements sont survenus. L'injection sous-cutanée de morphine a produit un peu d'effet et le malade s'est rendormi. Vers l'après-midi les douleurs ont recommencé ; frissons ; température 39°5, puis 39·9, hypéresthésie de la fosse iliaque droite.

Etat actuel. — Le 3 mars, facies exprimant la douleur, ictère léger; température 39°, puis 39°7. Pulsations 112. Ventre ballonné ; défense musculaire ; hypéresthésie de la fosse iliaque droite.

Opération le 3 mars, 7 heures du soir. — Incision parallèle au droit antérieur du côté droit. Un liquide purulent s'en écoule. L'appendice est enlevé. La muqueuse est œdématiée, couverte de sang et enflammée ; on y trouve une boule fécale. Un tampon Mikulicz y est introduit. La marche de la guérison est bonne jusqu'au 31 mars. Ensuite apparaissent avec intensité des symptômes d'infection pulmonaire. Pendant 8 jours, le malade a de la fièvre. Il sort le 13 mai. *Guérison.*

OBSERVATION XX

E. E..., commis, âgé de 23 ans, entre le 29 mars.

Durant la dernière année, le malade a souffert pendant trois fois de son ventre. C'étaient de vraies crises d'appendicite. La dernière crise a eu lieu il y a trois semaines. La douleur est survenue tout d'un coup, en même temps que des nausées et des vomissements.

État actuel, le 29 mars après-midi : Température élevée, état nerveux, sueurs. Température 39 1, puis 40°1. Pouls à 104. Ventre ballonné.

Opération le 9 mars, 9 heures du soir. — Incision parallèle au droit antérieur du côté droit. L'appendice est dirigé en bas et vers la ligne médiane. A l'ouverture, on trouve une petite quantité de liquide séro-purulent. Après l'ablation de l'appendice on introduit un Mikulicz dans le petit bassin. Au sommet de l'appendice on trouve des matières fécales. Il est un peu tuméfié, mais pas perforé. A la périphérie, on trouve un liquide purulent. La marche de la maladie est bonne. Le 30 avril, le malade sort. *Guérison.*

B. Péritonite diffuse au début

(20 cas avec 16 guérisons et 4 morts)

OBSERVATION XXI

J. F..., cordonnier, âgé de 25 ans, entre le 18 janvier 1901.

Au mois de mai 1900, le malade a souffert pendant 3 jours de la fosse iliaque droite et a eu des nausées et des vomissements. Le 17 janvier, le malade est réveillé le matin avec des douleurs atroces dans la partie droite de son abdomen. A l'examen on trouvait un peu d'hypéresthésie du côté droit et douleurs à la pression du point de Mac Burney. Pas de tension de la paroi abdominale, pas de météorisme. Température normale. Pouls à 70. Le lendemain, le malade s'éveille vers 3 heures du matin avec fortes douleurs dans le ventre et vomissements.

Etat actuel, le 19 janvier au matin. — Facies exprimant la douleur. Température 37°8, puis 38°5. Pulsations 128. Ventre un peu ballonné. Défense musculaire et hypéresthésie de tout le ventre plus marquée du côté droit.

Opération le 19 janvier à midi. Incision latérale parallèlement au grand droit. A l'ouverture de la cavité péritonéale s'écoule du pus peu odorant. Ce pus se trouve aussi dans le petit bassin. L'appendice est tiré vers le petit bassin et y est fixé par des adhérences anciennes. Les anses intestinales sont injectées, couvertes de fibrine. L'appendice est amputé, il est gros comme le petit doigt et a 10 cent. de longueur. Au milieu on trouve une perforation. La muqueuse est injectée et enflammée autour de la perforation. Drainage du petit bassin. La cavité péritonéale était bien lavée. Tamponnement à la Mikulicz du petit bassin. Après l'opération, le malade était stimulé chaque jour par des injections de camphre, d'éther et de sérum artificiel.

Le 29 janvier, thrombose de la veine fémorale gauche.

Le 22 février, se montrent des symptômes nets d'occlusion intestinale. Le même jour, laparotomie. Une entérostomie était faite. Anus contre nature. Le 1er mars cet anus s'est fermé spontanément après avoir enlevé le drain.

Suites opératoires bonnes.

Le 1er avril le malade est sorti. *Guérison*.

OBSERVATION XXII

1901. K. J., âgé de 23 ans, typographe. Entre le 17 mars. Souffrait quelque temps avant du côté gauche du ventre. Tombé malade le 4 mars, à 1 heure du soir ; il se plaignait de fortes douleurs dans la région épigastrique. Il a pris de l'huile de ricin, mais sans résultat. A 3 heures de l'après-midi, les douleurs sont devenues plus fortes et se sont localisées à droite. Le 12 mars, à 9 heures du matin, douleurs encore plus fortes. Peu après, vomissements. A 2 heures, frisson. Le même jour le malade est allé à la selle le matin et le soir.

Etat actuel. — Le 12 mars le soir, facies tiré. T. 39° 1 puis 39° 7 ; P. 112. Ventre un peu ballonné. Résistance des muscles abdominaux. Hypéresthésie du côté droit et un peu du côté gauche. Opération le 12 mars à 11 heures 1/2 du soir. Incision le long du bord externe du droit. A l'ouverture de la cavité péritonéale s'écoule à peu près une cuillerée à bouche de pus. L'intestin est injecté, le petit bas-

sin aussi; un peu de liquide purulent. L'appendice était fixé
par des adhérences anciennes. Il est amputé. Tamponnement à la Mikulicz du petit bassin. L'appendice a 7 centimètres de longueur. Sa partie distale n'est pas libre et est
remplie de pus. La muqueuse dans cette partie est complètement gangrenée. Pas de perforation, mais la paroi
d'un côté était très mince. Le **17** avril le malade est
sorti : *Guérison.*

OBSERVATION XXIII

1901. E. T., demoiselle âgée de 41 ans ; entre le 15
août ; avait depuis quelques années des crises de douleur du ventre : tombe malade le 9 août ; douleurs intenses, vomissements, fièvre. A l'entrée elle présentait des
symptômes bien nets de péritonite qui se sont atténués par
le repos au lit, la diète, la vessie de glace sur le ventre
et l'opium. Le 25 août, thrombose de la veine fémorale droite. Les symptômes de péritonite ont presque disparu sauf
la légère hyperesthésie du côté droit. Le 21 septembre,
après un lavement, la malade a ressenti tout d'un coup
une douleur très vive du ventre et plus tard, dans la même
journée, fièvre et vomissement.

Etat actuel, le soir du 21 septembre : facies exprimant
l'inquiétude et tiré. T. 39°6, 39°8 ; P. 112. Hyperleucocytose. Pas de ballonnement du ventre ; paroi abdominale un
peu résistante. Hyperesthésie de tout le bas ventre. Opération le 21 septembre à 10 heures du soir. Incision le long
du bord externe du grand droit. Dans la cavité ventrale
exsudat séro-purulent ; l'intestin est injecté. Aussi dans
le petit bassin exsudat légèrement purulent. L'appendice
était tiré vers la ligne médiane ; à sa base un abcès encap-

sulé bien limité par des adhérences, mais qui s'était rompu et avait versé son contenu dans la cavité abdominale. Après l'amputation de l'appendice, une autre incision le long du bord gauche du grand droit était faite. Aussi du côté gauche l'intestin était injecté et un peu d'exsudat s'y trouvait. Tamponnement à la Mikulicz dans les deux incisions.

Le 2 octobre, thrombose de la veine fémorale gauche. Le 7 octobre, symptômes d'occlusion intestinale. Le même jour, laparotomie, les adhérences sont rompues. Le 1er novembre, une nouvelle laparotomie pour occlusion intestinale.

Le 11 décembre la malade est sortie. *Guérison.*

Observation XXIV

1901. B. W..., fils d'un médecin, âgé de 11 ans. Entre le 15 décembre. Était en bonne santé jusqu'alors. Sentit quelques malaises et des douleurs du ventre le soir du 14 décembre. A midi du 15 décembre, le malade était pris tout d'un coup de douleurs très vives du ventre, de vomissements et de fièvre.

Etat actuel. L'après-midi du 15 décembre, regard inquiet et exprimant la souffrance. T. axillaire : 39°,7 ; P. 130, hyperleucocytose, ventre rétracté. Muscles abdominaux très résistants. Hyperesthésie très marquée à droite et moins marquée à gauche.

Opération le 15 décembre à 7 heures du soir. Incision le long du bord externe du grand droit. Dans la cavité péritonéale, liquide séro-purulent. Cœcum et intestin injectés. La partie distale de l'appendice est un peu tuméfiée. Au

5

sommet, une légère perforation. Après l'amputation de
l'appendice, on a trouvé une grande quantité de séro-pus
dans le petit bassin, aussi bien que du côté gauche du
ventre. Une nouvelle incision le long du bord gauche du
grand droit. Tamponnement à la Mikulicz des deux côtés.
Près du sommet, l'orifice de l'appendice est devenu plus
étroit ; sur une partie de la muqueuse se trouve
une tuméfaction qui est perforée. Suites opératoires
bonnes. Les jours suivants la température est normale aussi bien que le pouls. Le 31 décembre, points
de suture secondaires sur la plaie.

Le 11 janvier le malade est sorti. *Guérison.*

OBSERVATION XXV

1902. E. H..., demoiselle âgée de 19 ans. Entre le 4
février. Se plaignait depuis quelques années de douleurs
du ventre qui survenaient et aussi disparaissaient brusquement. Le 3 février, le soir, douleurs très intenses du ventre du côté droit ; vomissements et fièvre. Le 4 février
les douleurs sont atténuées aussi bien que les autres
symptômes.

Etat actuel, le soir du 4 février. — Facies tiré ; T. 37°5
puis 38°2 ; P. 92. Ventre un peu ballonné ; paroi abdominale résistante ; hyperesthésie très marquée du côté droit
et aussi du côté gauche.

Opération le soir du 4 février. Incision le long du bord
externe du droit. Les parties profondes de la paroi abdominale sont œdématiées. De la paroi abdominale sort du pus ;
l'intestin est météorisé et injecté. L'appendice entouré
d'adhérences est amputé. Aussi pus dans le petit bassin.
Tamponnement à la Mikulicz allant vers le petit bassin.

L'appendice était tout enflammé, a eu 6 centim. de longueur, et se trouvait dans une masse qui sentait très mauvais. Vomissements après l'opération. Etat général très mauvais. *Mort.*

A l'autopsie, péritonite diffuse avec septicémie.

OBSERVATION XXVI

1902, A. N..., ouvrière, âgée de 18 ans. Entre le 9 mars. La malade était admise le 4 mars à la clinique de médecine où elle était traitée médicalement de l'appendicite. Le 9 mars, après un lavement, elle était prise subitement de douleurs très intenses du ventre et le même jour était transportée à la clinique chirurgicale. A l'entrée on pouvait constater une résistance très marquée à la fosse iliaque droite. Partout ailleurs le ventre était souple et indolore. La température était peu élevée le premier jour.

La malade est traitée par le repos, la diète et la vessie de glace. La température est normale jusqu'au 20 mars. Mais ce jour-là elle s'élève un petit peu. L'hyperesthésie dans la fosse iliaque droite augmente. Le 29 mars, dans l'après-midi, la malade a commencé à sentir une douleur intense au ventre.

Etat actuel le soir du 27 mars. — Faciès tiré. T. 39°2, puis 39°8 ; Pouls, 120 ; hyperesthésie et défense musculaire de tout le bas-ventre.

Opération le soir du 27 mars. Incision le long du bord droit du grand droit. Dans la fosse iliaque droite, liquide purulent ; les anses intestinales sont injectées. L'appendice avec sa partie distale était fixé à la paroi abdominale antérieure. Après qu'on l'a détaché il s'écoule du pus de mauvaise odeur. Diffusion du pus du côté gauche et dans le petit bassin. Une nouvelle incision du côté gauche est faite. Tanponnement à la Mikulicz. Appendice long et étroit, un peu œdématié vers le sommet. La muqueuse est gangrenée. Suites opératoires bonnes.

Le 20 mai, la malade est sortie. *Guérison.*

Observation XXVII

1902. B. Z., petit garçon âgé de 6 ans. Entre le 15 mars. Le 14 mars, dans l'après-midi, le malade a commencé à se plaindre de douleurs du ventre. Pendant la nuit les douleurs sont devenues plus fortes. Le lendemain matin, le 15 mars, vomissements. Pendant la journée, l'intensité des douleurs progressait. Dans l'après-midi, de nouveaux vomissements et grand frisson.

Etat actuel le soir du 15 mars. Facies tiré et exprimant l'inquiétude. Ventre un peu ballonné. Défense musculaire de la paroi abdominale. Hyperesthésie très marquée dans tous le bas ventre, mais surtout marquée dans la fosse iliaque droite. T. axillaire 39°2; P. 140.

Opération le 15 mars à 8 heures du soir. — Incision latérale parallèlement au grand droit. De la paroi abdominale s'écoule un pus sentant mauvais. L'appendice très enflé et entouré d'adhérences est amputé. Au bas-ventre une grande quantité de pus. Tamponnement à la Mikulicz du côté gauche, du côté droit et dans le petit bassin. Les premiers jours après l'opération étaient satisfaisants, mais vers le 20 mars, le malade commence à se plaindre de douleurs très vives du ventre ; en même temps devient très pâle. Le ventre est souple et indolore. Après lavement, sortent des matières fœcales foncées et très dures.

Le lendemain matin du 23 mars, tout d'un coup, collapsus et vomissement de sang rouge.

Anémie et faiblesse. *Mort.*

A l'autopsie l'estomac était rempli de sang.

Pas d'ulcération muqueuse. La péritonite semblait être en voie de guérison.

OBSERVATION XXVIII

1902. A. R...., sergent de ville, âgé de 26 ans. Entre le 9 mai. Le 8 mai vers midi, le malade a ressenti brusquement des douleurs dans la région ombilicale. Vers le soir, la douleur se localise dans la fosse iliaque droite. Les douleurs durèrent toute la nuit et le lendemain matin.

Etat actuel. Le 9 mai avant midi, faciès altéré. Temp. 37°5, puis 38°5. Pouls 94. Le ventre est un peu ballonné. La paroi abdominale très résistante. Hyperesthésie dans toute la partie inférieure du ventre et surtout dans la fosse iliaque droite.

Opération le 9 mai avant midi. Incision latérale parallèlement au grand droit. Dans la fosse iliaque droite on trouve les anses intestinales injectées. Exsudat séro-purulent dans la fosse iliaque droite et dans le petit bassin. Appendice perforé au sommet. Pendant les premiers jours après l'opération, on constatait le météorisme. Le 12 mai, entérostomie. Anus contre nature. Pendant les jours suivants, gaz en grande quantité aussi bien que des matières sortant par l'anus. Le pouls reste fréquent. Le 17 mai. *Mort.*

A l'autopsie, péritonite diffuse septique sans exsudat considérable.

OBSERVATION XXIX

1902. A. L..., ouvrier, âgé de 28 ans, entre le 5 octobre. Depuis un an le malade avait des douleurs du ventre de temps en temps. Le soir du 5 octobre le malade a vomi après avoir pris un apéritif. Le lendemain, petit frisson. A 4 heures du soir, le malade était pris brusquement d'une douleur très vive au ventre, qui était diffuse au début, mais qui s'est localisée après dans la fosse iliaque droite où l'hyperesthésie était très marquée. Vers 5 heures, à son entrée à l'hôpital de chirurgie, il a eu un frisson.

Etat actuel le soir du 5 octobre. — Facies altéré ; température 39°4 ; pouls 130 ; ventre un peu ballonné ; matité hépatique un peu diminuée ; résistance musculaire très marquée et hyperesthésie dans tout le bas-ventre.

Opération le 6 octobre après midi. — Incision latérale parallèle au grand droit. De la cavité abdominale sort un liquide séro-purulent, sans odeur. Anses injectées. Perforation à la base de l'appendice : liquide purulent dans son milieu (tendance vers la perforation) ; il est enlevé. Grande quantité de pus dans le petit bassin où on fait un tamponnement à la Mikulicz. Suites opératoires bonnes. Le 9 novembre, la température et le pouls sont normaux. Pas de douleurs ni de vomissements.

Le 10 novembre, sortie. *Guérison.*

OBSERVATION XXX

1902. G. M., étudiant, âgé de 20 ans ; entre le 18 octobre. Le malade souffrait déjà depuis deux ou trois ans de temps en temps du ventre. Et pendant ces douleurs il vomissait, il avait des nausées. Le 17 octobre il se sentait bien fatigué, et le 18, à 2 heures du matin, était réveillé par une douleur très vive du ventre et vomissements.

Etat actuel. — Le matin du 18 octobre, facies exprimant l'inquiétude ; température 38°5, pouls 104. Pas de ballonnement du ventre, un peu résistant surtout dans la fosse iliaque, mais hyperesthésie marquée un peu moins à gauche.

Opération. — Le 18 octobre, à 11 heures du matin, incision du côté externe du droit. Exsudat séro-purulent dans la cavité, anses un peu météorisées et injectées. Perforation au sommet de l'appendice. Pus dans le petit bassin. L'appendice était aussi oblitéré près de son sommet, il y a là une perforation. Après l'opération, vomissements et météorisme qui vont en augmentant. Le 23 octobre, entérostomie. Anus contre nature. L'état général s'aggrave. Vomissements fécaloïdes. Le 24 octobre une nouvelle entérostomie, autre anus contre nature. Le 28 octobre les vomissements ont cessé et le ventre a commencé à se rétracter. Tout le temps injection de sérum. Etat bon jusqu'au 31 octobre où l'évacuation ne se fait plus par la fistule. Les vomissements recommencent avec plus d'intensité. Le même jour troisième entérostomie. Incision médiane au-dessus de l'ombilic. Anses très météorisées. De nouveau anus contre nature. Evacuations abondantes par l'anus. Les vomissements s'arrêtent, mais tout d'un coup toutes les plaies ont commencé à saigner. Sang par la bouche. Malgré tous les soins, les hémorragies continuent.

Le 6 novembre, *mort.*

A l'autopsie, anses injectées. Pas d'exsudat. Les anses par places adhérentes.

OBSERVATION XXXI

1902. H. L..., domestique, âgée de 26 ans : entre le 30 octobre. Le soir du 29 octobre, la malade a senti des douleurs dans le bas-ventre. Les douleurs augmentaient et vers 8 heures, elle était obligée de s'aliter. Le soir même, grand frisson et nausées. Le lendemain les douleurs duraient encore. Elles étaient surtout marquées à gauche. Constipation opiniâtre.

État actuel. Le 30 octobre après midi, facies tiré, grippé et très pâle. Temp. 39°7, pouls 100, leucocytose 27000. Le bas-ventre est ballonné ; matité hépatique diminuée.

Opération le soir du 30 octobre. Incision au bord externe du droit. Anses injectées par places entourées de fibrine. L'appendice est libre, assez long, sa partie distale un peu épaissie, muqueuse œdématiée, quelques hémorragies sur la dernière. Après l'amputation de l'appendice, tampons à Mikulicz. Suites bonnes.

Le 6 décembre la malade est sortie. *Guérison.*

Observation XXXII

1903. M. S.., étudiant, âgé de 22 ans ; entre le 19 février. Avait de temps à autre de légères crises de douleurs de ventre. Le soir du 18 février, le malade a
commencé à sentir des douleurs dans tout le ventre qui
progressaient comme intensité. Pendant la nuit, inquiétude, fièvre et douleurs au ventre. Pas de vomissement.
Constipation opiniâtre malgré le purgatif pris le matin
du 19 février.

État actuel. — Le soir du 19 février, faciès exprimant
l'inquiétude. T., 38°3 (rectale), pouls, 112. Ventre rétracté.
Résistance musculaire de toute la paroi abdominale,
surtout marquée à droite. Hyperesthésie dans tout le
bas ventre.

Opération le 19 février à 9 heures du soir. Incision latérale parallèle au grand droit. Exsudat séro-purulent dans
la cavité. L'appendice qui se trouvait du côté gauche du
cœcum est amputé. Du côté du ventre, aussi bien que
dans le petit bassin, exsudat séro-purulent. Contre-ouverture du côté gauche. Tampon à la Mikulicz dans les
deux plaies. La paroi de l'appendice est enflammée au
sommet. Le 8 mars, fièvre et point de côté ; à l'examen,
épanchement pleural du côté droit.

Le 15 avril, le malade est sorti. Guérison.

Observation XXXIII

S. F..., âgée de 53 ans, entre le 20 mars 1903.

Pendant 12 ans à peu près, elle avait des crises légères d'appendicite. Le 19 mars avant midi, elle est tombée malade : frisson, nausées et douleurs du côté droit. Les douleurs augmentent d'intensité et l'état général s'aggrave.

État actuel. — Le matin du 20 mars, facies tiré, exprimant l'inquiétude. Température, 38° ; pouls, 96. Ventre un peu ballonné. Hyperesthésie et résistance musculaire dans toute la partie inférieure du ventre, un peu plus marquée à droite.

Opération. — Le matin du 20 mars, incision latérale parallèle au grand droit. De la cavité abdominale sort du pus sans odeur. L'appendice, gros, entouré d'adhérences anciennes, est empâté. A son intérieur, liquide purulent. Muqueuse œdématiée, injectée. Du côté gauche du ventre et dans le petit bassin, exsudat purulent. Contre-ouverture à gauche. Tampon à la Mikulicz dans les deux plaies. Suites bonnes. Mais le 27 avril, du côté droit, une fistule se forme (dans la plaie).

Le 20 mai, la malade est sortie. *Guérison.*

Observation XXXIV

1903. E. L..., domestique, âgée de 26 ans. Entre le 11 juin. Depuis quelque temps, douleurs vagues dans le ventre. Le 10 juin, à 10 h. du matin, la malade a senti des douleurs très fortes du côté droit du ventre. Les douleurs ne tardent pas à se répandre sur tout le ventre et vont en progressant comme intensité.

Etat actuel. — Le matin du 11 juin, faciès altéré, Temp. 38°9, Leucocytose, 21.000, Pouls 120. Ventre un peu ballonné. La paroi abdominale est résistante. Hyperesthésie sur tout le ventre, surtout dans la fosse iliaque droite.

Opération le 4 juin à midi. — Incision latérale parallèlement au grand droit. Dans la cavité péritonéale, pus sans odeur. Appendice perforé près de sa base ; sa muqueuse est injectée, ainsi que les anses dans toute la région cœcale. Tamponnement à la Mikulicz. Suites bonnes.

Le 25 juillet, la malade est sortie. *Guérison.*

OBSERVATION XXXV

1903. V. K., ouvrier, âgé de 28 ans ; entre le 1er janvier. Tombé malade le 27 décembre ; brusquement il a senti des douleurs très vives dans le ventre, vomissements et fièvre en même temps. Etait traité par la vessie de glace et par l'opium. Le 29 décembre, on sentait un gâteau péritonéal dans la fosse iliaque droite qui persistait encore au moment de la rentrée du malade dans le service, Priesnitz sur le ventre ; diète. La résistance diminue et le 25 janvier elle a tout à fait disparu. Le 26 janvier on a amputé l'appendice. Beaucoup d'adhérences ; au moment où on délivrait l'appendice de ces adhérences on a trouvé un grand abcès, dont le contenu était séché soigneusement. Suites bonnes au début, mais le 29 décembre au soir, le malade a senti une plénitude du ventre et à 5 heures du soir du 30 décembre, douleurs très vives.

Etat actuel. — Le matin le, 30 décembre, facies tiré, douleurs intenses ; ventre rétracté, avec défense musculaire très marquée. Hyperesthésie diffuse. Temp. 39°5 ; pouls 120.

Opération le 30 janvier, à 11 heures du matin. — L'ancienne plaie est ouverte ; il n'y avait pas d'adhérences des anses. Une nouvelle incision du côté gauche du ventre au bord externe du droit. Une grande quantité de liquide séro-purulent dans la cavité abdominale qui remplissait tout le petit bassin. Tamponnement à la Mikulicz dans les deux plaies, dans la direction du petit bassin ; amélioration marquée après l'opération. Le 16 mars le malade est sorti : *Guérison.*

OBSERVATION XXXVI

1904. M. E..., demoiselle, âgée de 21 ans, entre le 3 février. Après quelques jours de malaise, la malade a senti, le 2 février, tout d'un coup, des douleurs très vives du côté droit. Vomissement et fièvre en même temps. Le soir même, les douleurs sont devenues très intenses, vomissements et tendance au collapsus.

Etat actuel, le 2 février, le soir. — Facies altéré ; température 38°3 ; pouls 120 ; ventre un peu ballonné ; défense musculaire et hyperesthésie diffuse, mais surtout marquées du côté gauche.

Opération le 3 février à 2 heures du soir. — Incision latérale droite parallèle au grand droit. Anses météorisées et injectées. Exsudat séro-purulent. Appendice tiré vers le petit bassin et fixé là. Plus grande quantité d'exsudat dans le petit bassin. Contre-ouverture du côté gauche. Anses aussi injectées et météorisées et exsudat en grande quantité. Après l'amputation de l'appendice, tamponnement à la Mikulicz. Appendice long et perforé au sommet. Muqueuse partout injectée et enflammée au sommet. La malade est assez faible ; injection quotidienne de sérum artificiel. Constipation opiniâtre. Malgré le lavage de l'estomac, les vomissements se renouvellent ; de nouveau, résistance de la musculature abdominale et douleur du ventre qui est très ballonné. Le 8 février, entérostomie. Incision à gauche de l'ombilic ; anus contre nature par où se font les évacuations des jours suivants. Les vomissements cessent et le ventre se rétracte.

Le 3 mars le drain de la fistule est enlevé et l'anus, contre nature se ferme spontanément. La malade était déjà bien améliorée, mais le 19 mars, elle sentait de nouveau des douleurs au ventre qui progressaient comme intensité ; ballonnement du ventre ; onde péristaltique visible du côté gauche. Le 22 mars, laparotomie et libération de l'intestin. Les anses grêles très météorisées. Les adhérences sont rompues et le passage libre de l'intestin est fait. Le 24 mars, vomissements fécaloïdes. Le même jour entérostomie. Après, amélioration rapide. Le 31 mars, le drain de l'anus est enlevé ; la fistule se ferma spontanément. Evacuation par la voie naturelle.

Le 16 avril, la malade est sortie. *Guérison.*

OBSERVATION XXXVII

1904 II. H..., domestique de bains, âgé de 28 ans. Entre le 4 février. Pendant quelques années avait des crises de douleurs dans la fosse iliaque droite. Le soir du 3 février, sorte de brûlures dans le ventre qui devient résistant. Le soir, le malade prend de l'huile de ricin qui provoque trois selles dans la nuit. Le 4 février, les douleurs augmentent d'intensité.

État actuel. — Le soir du 4 février, faciès tiré. Température 39°6 (rectale); pouls 100; leucocytose 21,000. Ventre un peu ballonné. Défense musculaire de la paroi. Hyperesthésie marquée dans toute la partie inférieure du ventre, surtout à droite. Opération le soir du 4 février. Incision latérale parallèle au grand droit. Dans la fosse iliaque droite, pus. L'appendice sans adhérences et perforation est enlevé. Exsudat dans le petit bassin. Contre-incision à gauche. Là aussi exsudat et anses injectées. Tamponnement à la Mikulicz dans les deux plaies et dans le petit bassin. L'appendice contenait une sécrétion purulente. La muqueuse est œdématiée et injectée. Suites bonnes. Le malade est sorti le 10 mars. *Guérison.*

OBSERVATION XXXVIII

1904. O. Z., fils d'un ouvrier, âgé de 18 ans. Entre le 2 mars. Avait des crises de douleurs vagues du ventre de temps en temps. Le 1er mars, il a eu des douleurs un peu plus marquées; vers le soir, elles augmentèrent d'intensité et durèrent toute la nuit. Le lendemain (le 3 mars) localisation des douleurs dans la fosse iliaque droite.

État actuel. — Le 2 mars après-midi, faciès exprimant l'inquiétude. Température, 38°9; pouls, 96. Ventre non ballonné. Résistance de la partie inférieure du ventre. Hyperesthésie dans la fosse iliaque droite.

Opération, le 2 mars à 8 heures du soir. — Incision au bord externe du droit. Dans les fosses iliaques gauche et droite et dans le petit bassin extrait séro-purulent, sans odeur. L'appendice est amputé; il est long, non perforé.

La muqueuse est très pâle dans la partie proximale et injectée dans son tiers moyen ; l'appendice contenait du pus sentant très mauvais et des matières fécales. Contre-ouverture à gauche. Tamponnement à la Mikulicz. Suites bonnes.

Le malade est sorti le 9 avril. *Guérison.*

OBSERVATION XXXIX

1904. K. M., Télégraphiste, âgé de 39 ans. Entré le 19 mars. Les 2 dernières années, 4 crises d'appendicite. La dernière crise a commencé par des symptômes bien nets. Le malade était resté jusqu'à 8 jours au lit et, dès son lever, il a éprouvé des douleurs intenses dans le ventre. A son entrée dans le service on sentait une résistance dans le point de Mac Burney. Pas de fièvre. Le malade était traité par le repos au lit, priesnitz et la diète. Depuis le 5 avril on lui donne des purgatifs et lavements pour le préparer à l'opération. Le 7 avril, après un lavement, évacuations très copieuses. Vers 2 heures de l'après-midi a commencé à se plaindre de douleur du ventre. Ventre un peu ballonné, mais souple. Vers 8 h. 1/2, brusquement, douleurs très intenses et facies grippé.

État actuel. — Le soir du 7avril, facies plus touché, exprimant l'inquiétude. Température 38° 6. Leucocytose 15.000. Ventre un peu ballonné. Défense musculaire intense aussi bien que l'hyperesthésie dans la fosse iliaque droite ou un peu moins dans la gauche.

Opération le 7 avril à 9 h. 1/2 du soir. — Incision latérale parallèle au grand droit. Exsudat dans la cavité péritonéale. Adhérence au cœcum. Appendice est enlevé. Exsudat dans le petit bassin et dans la fosse iliaque gau-

che. Contre-ouverture à gauche. Tamponnement à la
Mikulicz. Appendice un peu météorisé ; au sommet on
trouve une petite perforation. Quelques jours après l'opération vomissements fécaloïdes et météorisme. Le 16
avril, selle après lavement. Suites bonnes. Le malade est
sortie 16 mai. *Guérison.*

OBSERVATION XL

1904. A. B., âgée de 28 ans. Entre le 1er mai. Le dernier
automne a eu une crise de douleur au ventre. Le 1er mai au
matin, la malade est éveillée par des douleurs et vomissements. Vers 3 heures les douleurs deviennent très intenses et durent toute la journée.

État actuel. — Le soir du 1er mai facies exprimant l'inquiétude. Température 39° (axillaire). Pouls 112. Pas de
ballonnement du ventre. Défense musculaire et hyperesthésie dans toute la partie inférieure du ventre mais plus
marquée dans la fosse iliaque droite.

Opération le 1er mai à 11 heures du soir. Incision latérale
parallèle au grand droit. Assez grande quantité d'exsudat séro-purulent. L'appendice est enlevé ; il est perforé
près de la base. Exsudat dans le petit bassin et à gauche.
Contre-ouverture. Tamponnement à la Mikulicz. L'appendice est long ; sa muqueuse est ecchymosée. Dans le
voisinage de la perforation toute la paroi est enflammée.
Suites bonnes.

Le 30 mai la malade est sortie. *Guérison.*

BIBLIOGRAPHIE

ALLARD. — Thèse de Lyon, 1899.

BÉRARD et ALAMARTINE. — Opération précoce dans l'appendicite aiguë (à propos d'un appendice trouvé perforé à la troisième heure). Province médicale, 1er juin 1907, p. 275.

VON BERGMANN. — Société de médecine de Berlin, juillet 1906.

BAUNGARTNER. — Le traitement de l'appendicite d'après quelques travaux récents. (Presse médicale, 4 décembre 1908, n° 98, p. 785).

BODE. — Die chirurgiche Behandlung der Appendicitis. Auf Grund von 480 Operationnen im aduten Stadium. (Beiträge zur Klinischen Chirürgie, t. 46, p. 734).

BROCA. — L'appendicite. Paris, 1900. Bull. de la Société de Chirurgie, 1903.

VON BRUNN. — Beiträge z. Klin. Chir., 1907, t. 62, p. 616 à 671.

Bulletin médical, 2 février 1907.

DURAND et FREVENOT. — Lyon médical, 21 janvier 1906.

DEAVER. — J. A. M. A., Chicago, 1902.

VON EISELSBERG et HABERER. — Archiv. f. Klinische Chirurgie, t. 76, p. 238 à 567.

FIORI. — Le traitement de l'appendicite dans le stade intermédiaire (Zentralblatt f. Chir., t. 79, p. 206 à 218).

FITZ. — Americ. Jour. of med. Sc., octobre 1892.

GRASER. — Bemerkungen zu Therapie der akuten Perityphlitis (Münch med. Wochenschrift, 23 janvier 1900, p. 155).

GUNKEL. — Zur Frühoperation bei Epilyphlitis (Münch. med. Wochensch, 23 janvier 1906, p. 157).

GAUDIN. — Presse médicale, n° 72, septembre 1903.

HAGEN. — Die Intermediär operation bei akuter Appendicitis (Zintr. Bl. f. Chir. 14 avril 1906, p. 417).

HOCHENBERG. — Ueber die Indication zur Appendicectomie beim Ileocœcalscherz. (Wien. Klin. Wochensch, 21 déc. 1905 et Semaine médicale, 1905, p. 600).

HENKING. — Les cas d'épityphlite à la clinique chirurgicale de Marbourg. (Arch. f. Clin. Chir., 1906, t. 82, p. 721 à 748).

VON HIPPEL. — Samlung Klin. Vortraege, 1905, n° 411.

HAIM. — Zentralblatt f. Chir., 1907, t. 34, p. 33.

KÜMMEL. — 34° congrès de la Société allemande de Chirurgie. (Berlin, 1905 et Semaine médicale, 1905, p. 210).

KRECKE. — Können wir die Schweren die sofortige Operation erfordernden Appendicitisfälle erkennen ? (Münch. med. Wochensch., 10 avril et 7 août 1906, p. 695 et 1596).

KÖRTE. — Statistiques publiées par Nordmann. Beiträge zur Klinischen Chirurgie, 1905, t. 46.

— Du moment le plus favorable pour l'intervention opératoire dans l'appendicite, 34° Congrès de l'Association allemande de Chirurgie, Berlin, 26-29 avril 1906.

KROGUIS. — Ueber die Frühoperation bei actter Appendicitis (Deutsche Zeitschrift für Chirurgie, p. 307, t. 78, 1905).

KUTHER. — Berlin. Klin. Woch., 1905, n° 39.

KAREWSKI. — Berlin. Klinik. Wochensch, 1907, n° 10, p. 248.

KUKULA. — Sbornik Klinicky, 1906.

LEGUEU. — Traitement de l'appendicite, Paris, 1899.

LEISER. — Specielle Chirurgie.

MAHAR. — Traitement chirurgical de l'appendicite aiguë. (Thèse de Paris, 1903-04).

MOSCHCOVITZ. — Sur le traitement de l'appendicite d'après une statistique de 2.000 cas. (Arch. für Klin. Chirurgie, 1907, t. 82, p. 683 à 720).

NORDMANN. — Zur Behandlung der Perityphlitis und ihrer Folgeerkrankungen. (Arch. f. Klin. Chirurgie, 1905, t. 78, 1 et 2.)

NŒTZEL. — Die Behandlung zur Appendicitischen Abcesse. (Beiträge zur Klinisch. Chirurgie, t. 46, p. 821).

PORT. — Danger de la Frühoperation. (Münch. med. Woch., 7 août 1906)

PONGET et JABOULAY. — Revue de Chirurgie, 1892, p. 947.

QUENU. — Bulletin de la Société de Chirurgie, 1892.

RECLUS. — Discussion à la Société de Chirurgie de Paris, 1898.

Roux. — 34° Congrès de la Société allemande de Chirurgie (Berlin, 1905 et Semaine médicale, 1905, p. 210).

Robin. — Traitement médical de l'appendicite.

Rastonil. — Thèse de Paris, 1901.

Ricard. — Revue génér. in Gaz. des Hôpitaux, Paris, 1891.

Sprengel. — Die Intermediaroperation bei akuter Appendicitis. (Arch. für Klin. Chir., 1906, t. 79, p. 206.)

— Zur Frühoperation bei akuter Appendicitis. (Verhandl. der deutch. Gesell. f. Chir., 1901).

— Zur Meth. der. Appendicitisoperation. (Centralblatt für Chirurgie, n° 28, 1901).

Syms Parker. — N. Y. Med. Jour., 1897.

Sauerbruch. — Klinische Beiträge zur Diagn. der eitrigen Perityphlitis. (Corresp.-Bl. d. allg. arztl. Vereins Von Thüringen, 1902).

Sonnenburg. — Pathologie und Therapie der Perityphlitis, Berlin, 1897.

Talaman. — Appendicite et Pérityphlite, Paris, 1892.

Welsch. — Beiträge zur Prophylaxie und Therapie der Appendicitis. (Münch. med. Wochensch, 20 mars 1906, p. 550).

Vulliet. — Chirurgiens et appendice vermiforme (Semaine médicale du 24 octobre 1906, p. 505).

Wagon. — Thèse de Paris, 1907.

— Discussion du Congrès de la Société allemande de Chirurgie (Semaine médicale, 1905, p. 210).

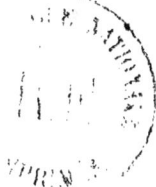

SERMENT

En présence des Maîtres de cette Ecole, de mes chers condis-
ciples, et devant l'effigie d'Hippocrate, je promets et je jure, au
nom de l'Être suprême, d'être fidèle aux lois de l'honneur et de
la probité dans l'exercice de la Médecine. Je donnerai mes soins
gratuits à l'indigent, et n'exigerai jamais un salaire au-dessus
de mon travail. Admise dans l'intérieur des maisons, mes yeux
ne verront pas ce qui s'y passe; ma langue taira les secrets qui
me seront confiés, et mon état ne servira pas à corrompre les
mœurs ni à favoriser le crime. Respectueuse et reconnaissante
envers mes Maîtres, je rendrai à leurs enfants l'instruction que
j'ai reçue de leurs pères.

Que les hommes m'accordent leur estime si je suis fidèle à mes
promesses! Que je sois couverte d'opprobre et méprisée de mes
confrères si j'y manque!

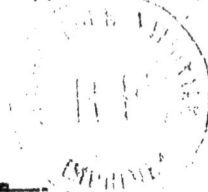

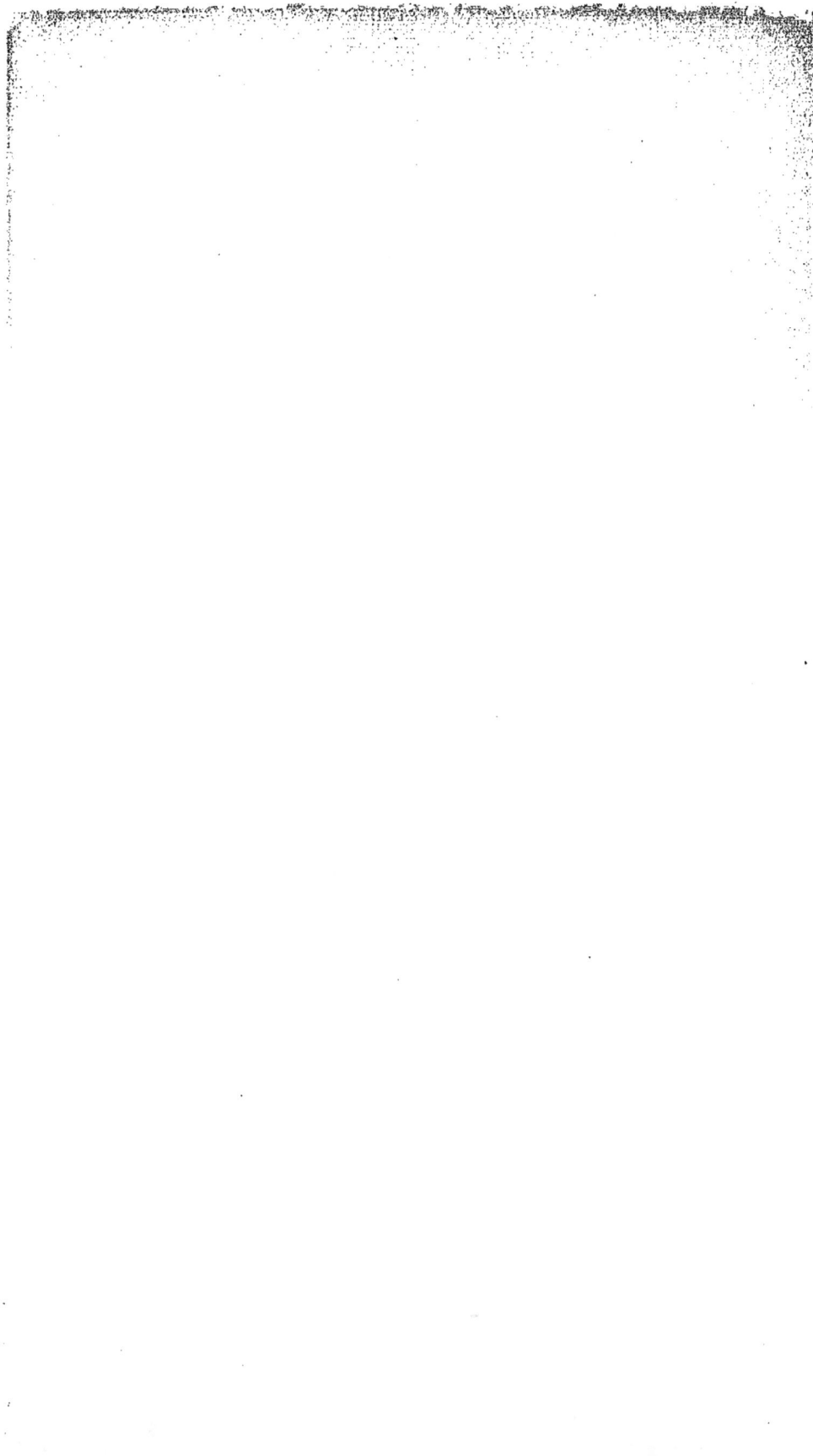

www.ingramcontent.com/pod-product-compliance
Lightning Source LLC
Chambersburg PA
CBHW030928220326
41521CB00039B/1373